◉生涯現役のための健康長寿生活

92歳、栄養学者。ただの長生きではありません！

女子栄養大学副学長
香川 靖雄

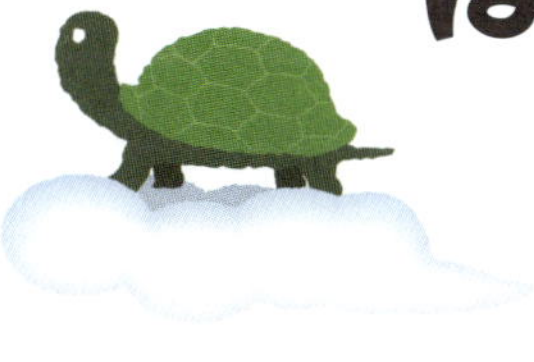

女子栄養大学出版部

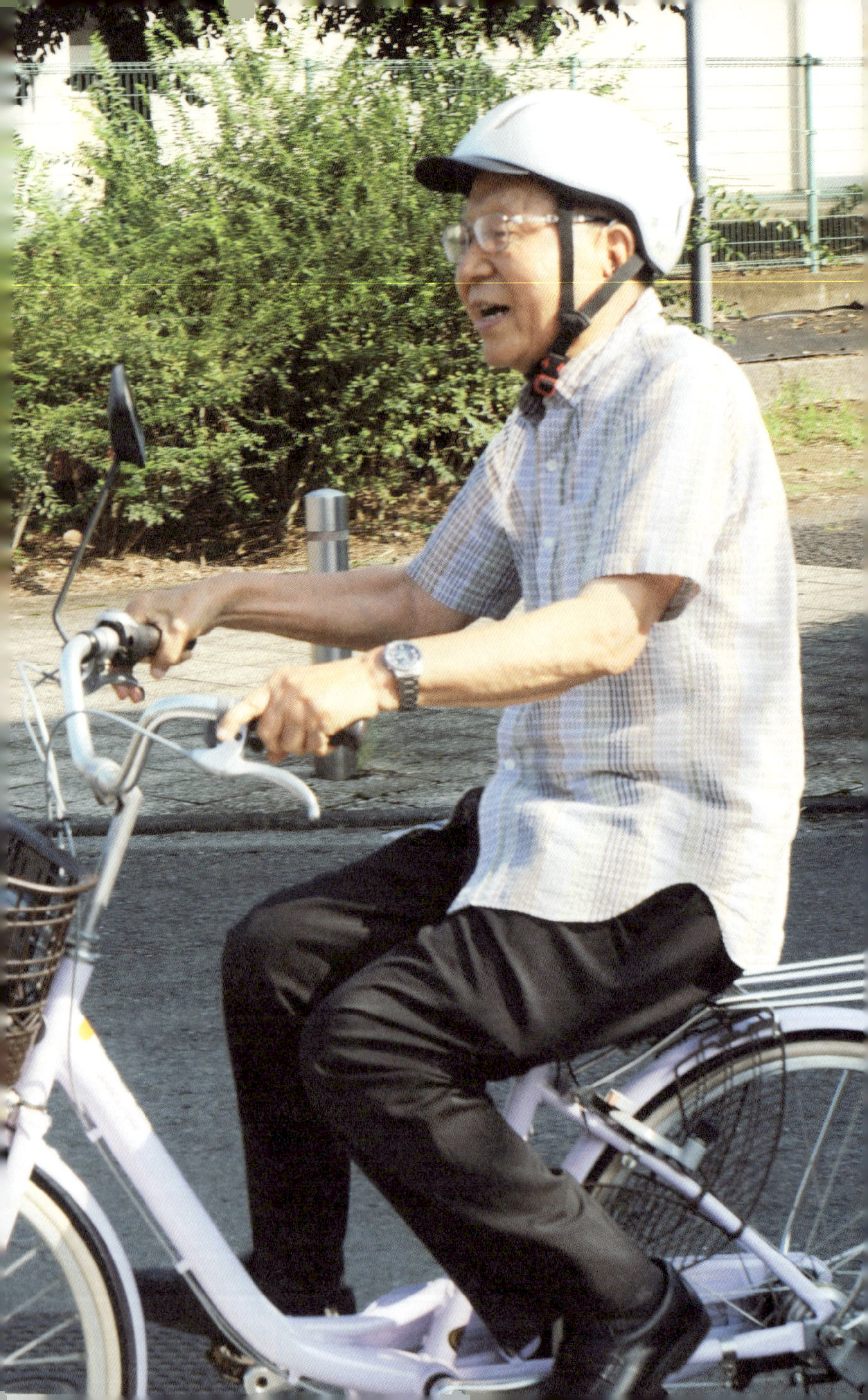

自動車の免許は返納していますから、近所に買い物に行く際などは、ヘルメットをかぶって、自転車に乗って出かけます。

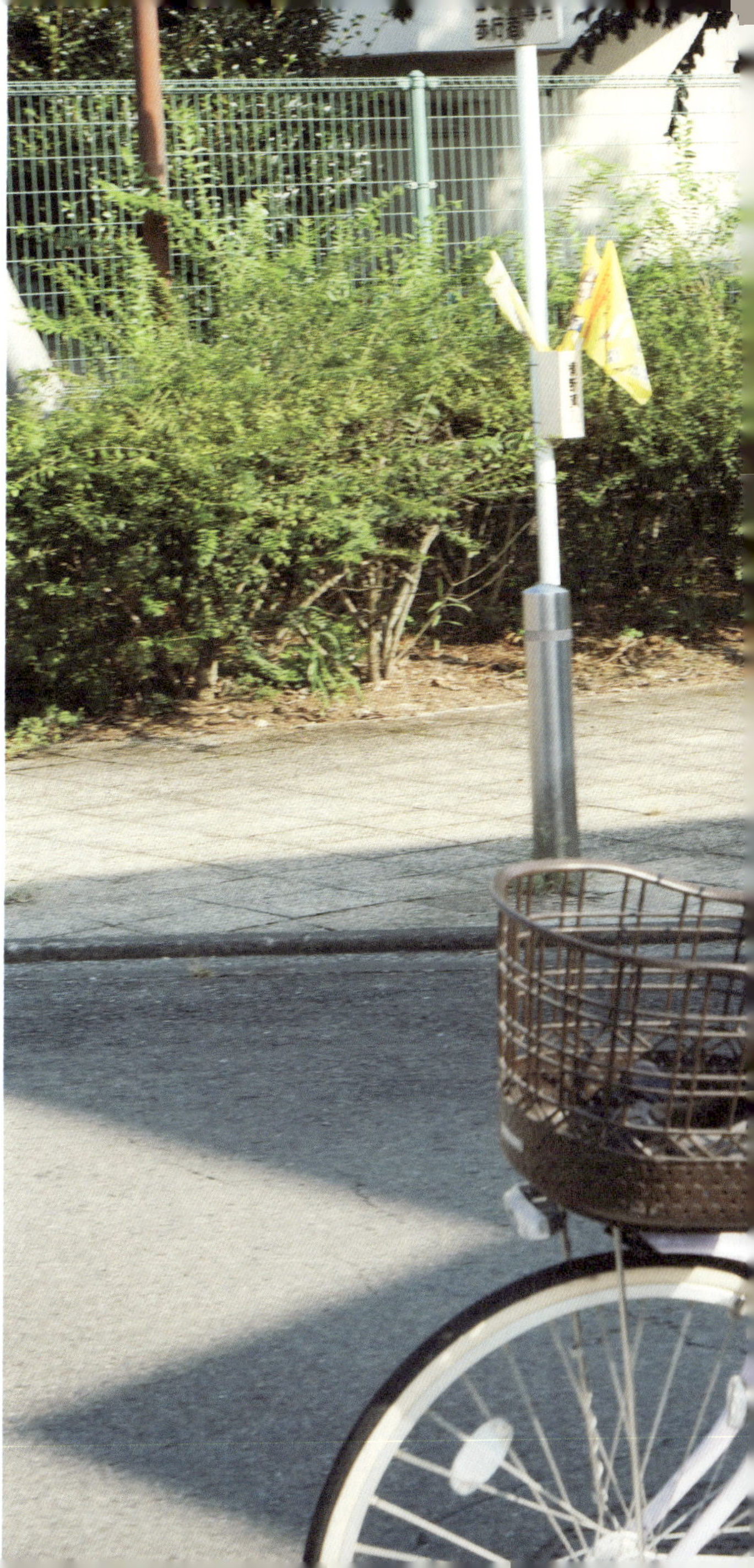

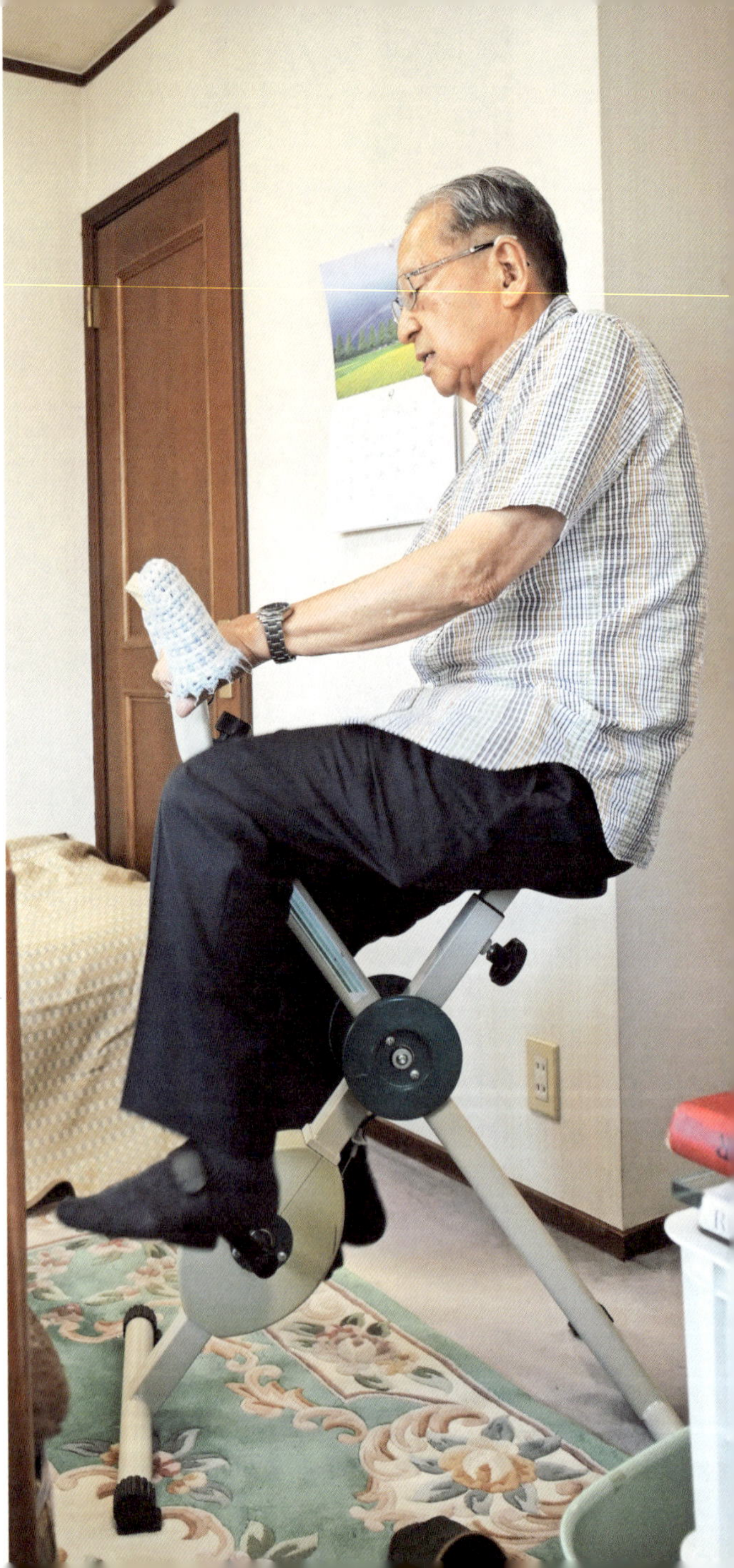

本文には書き忘れましたが、エアロバイクを使ったトレーニングも日常的に行なっています。1日3000回転が目標です。テレビを見ながらですから苦ではありません。

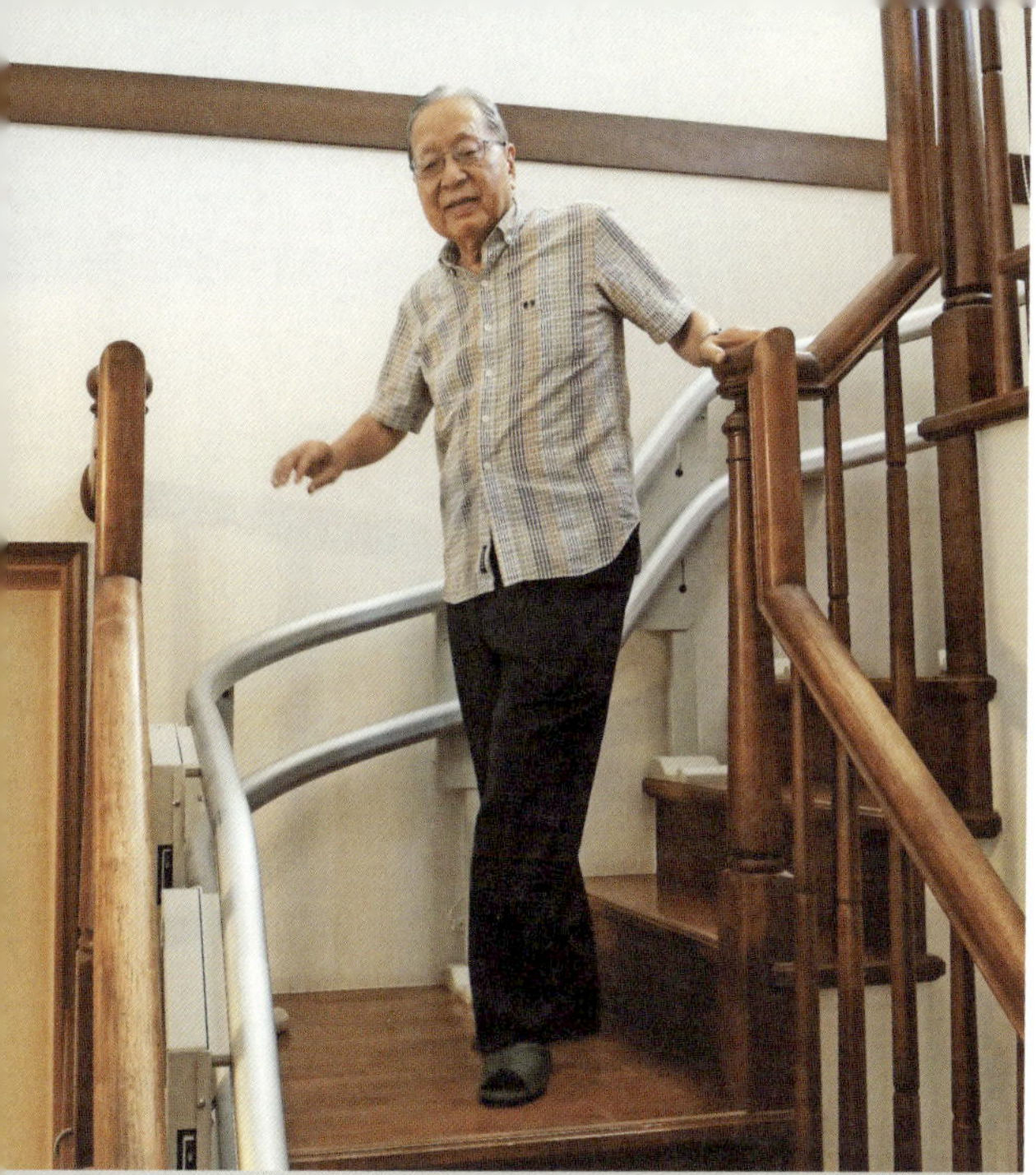

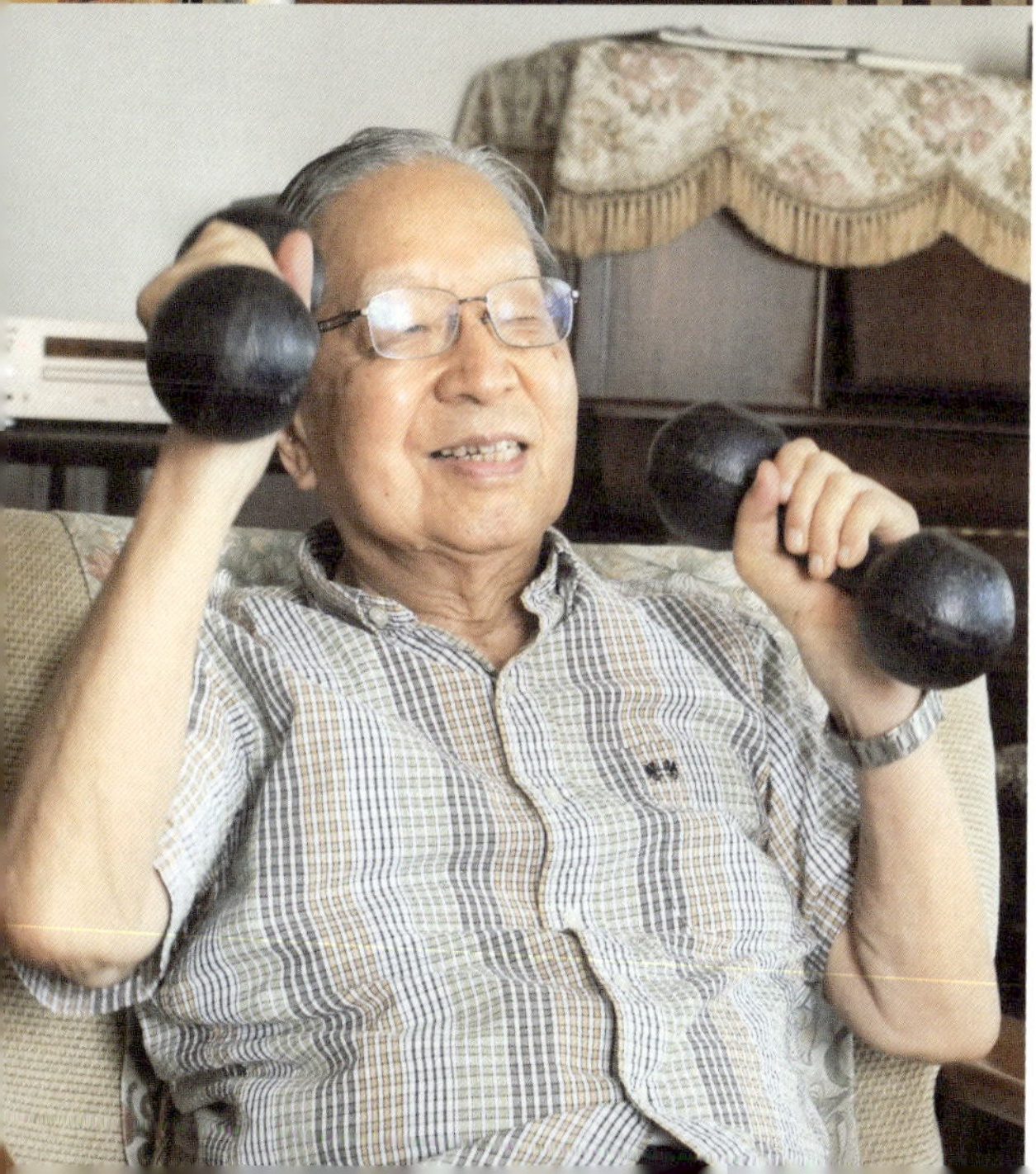

（上）階段で転ぶと危険ですから手すりを使って上り下りしています。
（下）自宅には5キロと3キロのダンベルを用意しています。3キロは100回、5キロは30回上げ下げします。就寝前の日課です。

（上）私の鉱物コレクション。一つひとつの石に思い出が詰まっています。

（中）写真の真ん中にあるのが、本文で紹介しているヘルキマーダイヤモンドです。

（下）92歳となった今、世界を飛び回ることはありませんが、私の机の引き出しには各国のコインがたくさんしまってあります。

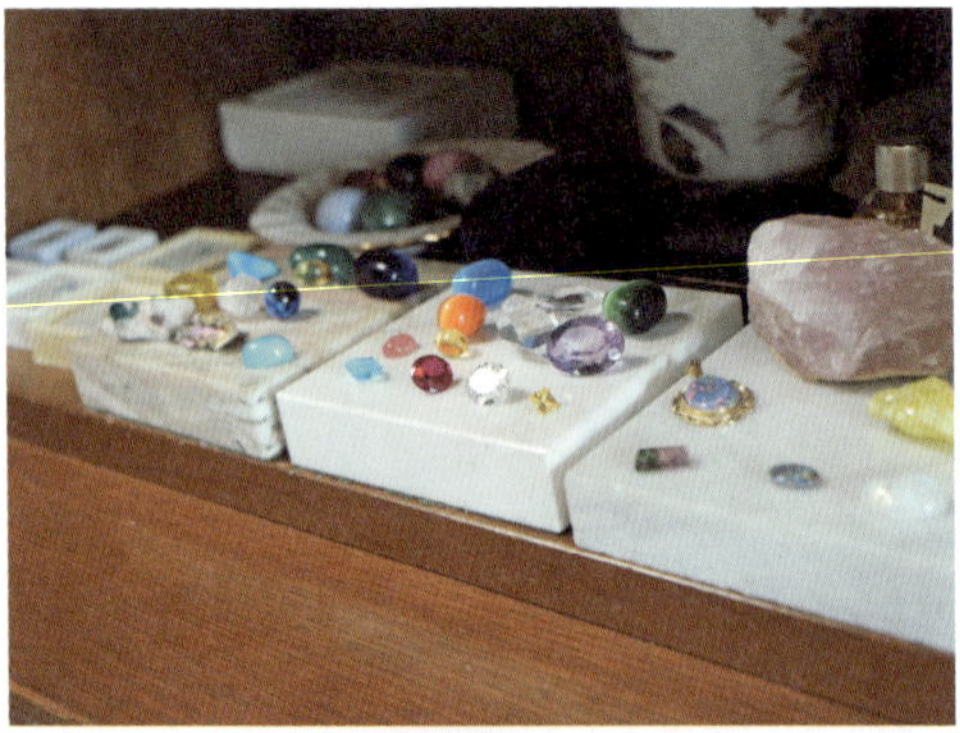

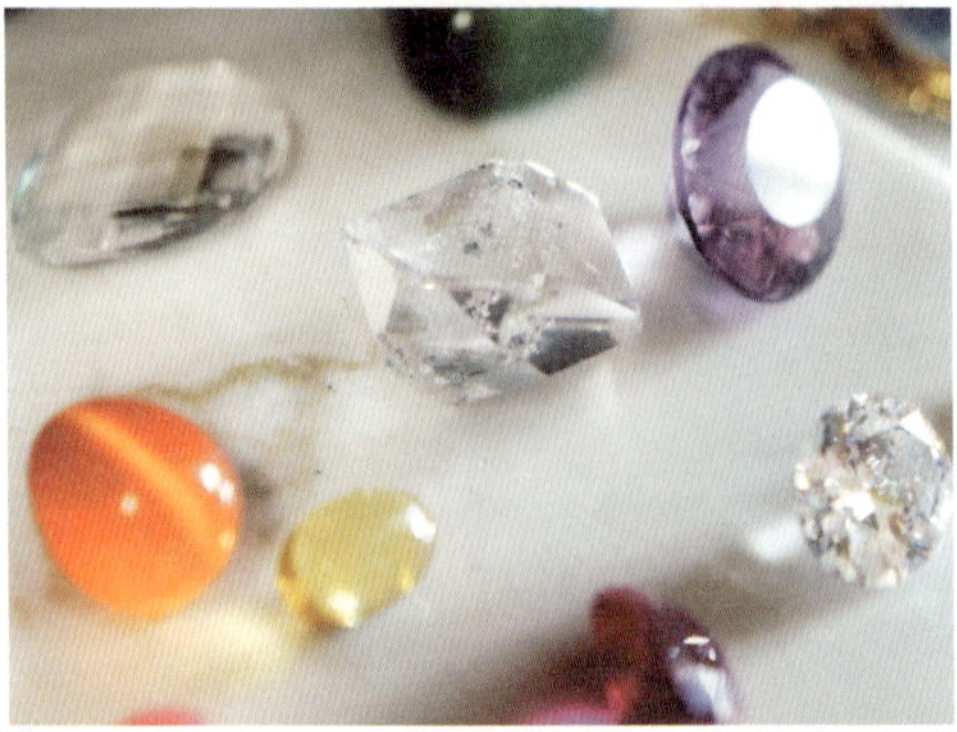

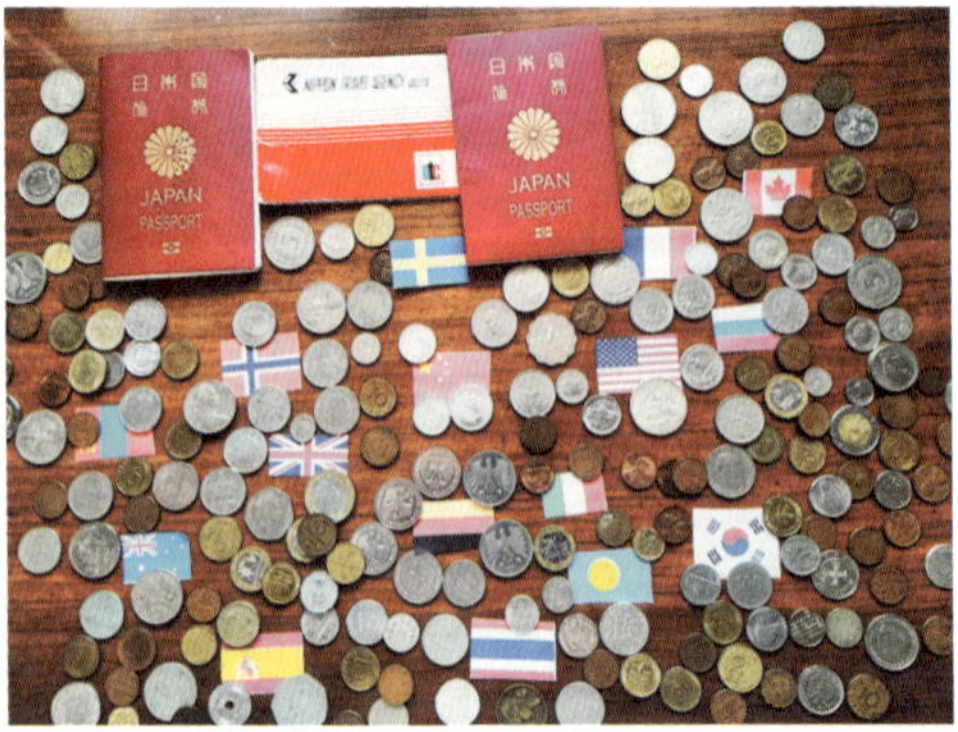

はじめに

私は齢92歳で女子栄養大学の副学長を務めており、週に2〜3日ほど、自宅のある栃木県から埼玉県坂戸市のキャンパスに通えるくらいには元気に働いています。ただ、私の周りには私よりも長く生き、大きな功績を上げておられる先輩がたくさんいます。そのため、本書の企画を出版部からご提案いただいた際、私は感謝の気持ちを伝えるとともに、「他に適任の方がいらっしゃるのではないか」とご返答し、一度はお断りしました。

女子栄養大学の創立者・香川綾とも親交のあった私の恩師・日野原重

明先生は、105歳でお亡くなりになるまで、聖路加国際病院名誉院長として勤務され、朝日新聞土曜別刷「be」での連載も続けていらっしゃいました。

また、ノーベル賞を受賞した江崎玲於奈さんは、筑波大学や横浜薬科大学の学長を歴任され、99歳になった今も活躍されています。また、同賞を受賞した恩師のポール・ボイヤー先生も99歳で亡くなるまでお元気でした。

他にも現役で活躍されている90歳以上の方は世界中にたくさんいらっしゃいます。そうした超人的な方々に比べると、私の事例はインパクトが少ないのではないかと思ったわけです。

ただ、「身近な事例、等身大の経験者のほうが読者にとっては有益なのではないでしょうか」という出版部のみなさんからコメントをもらい、その意味では凡庸な私のこれまでの生き方、経験、栄養学の知識も参考になる部分があるかもしれないと考え直し、本書の刊行を決意しました。

90歳以上の日本人は何人いるのか？

今、日本に高齢者と呼ばれる人たちはどのくらいいるのでしょうか。

総務省は、「65歳以上の高齢者」は、2023年9月15日時点で、3

図表1　高齢者人口及び割合の推移(1950年〜2023年)

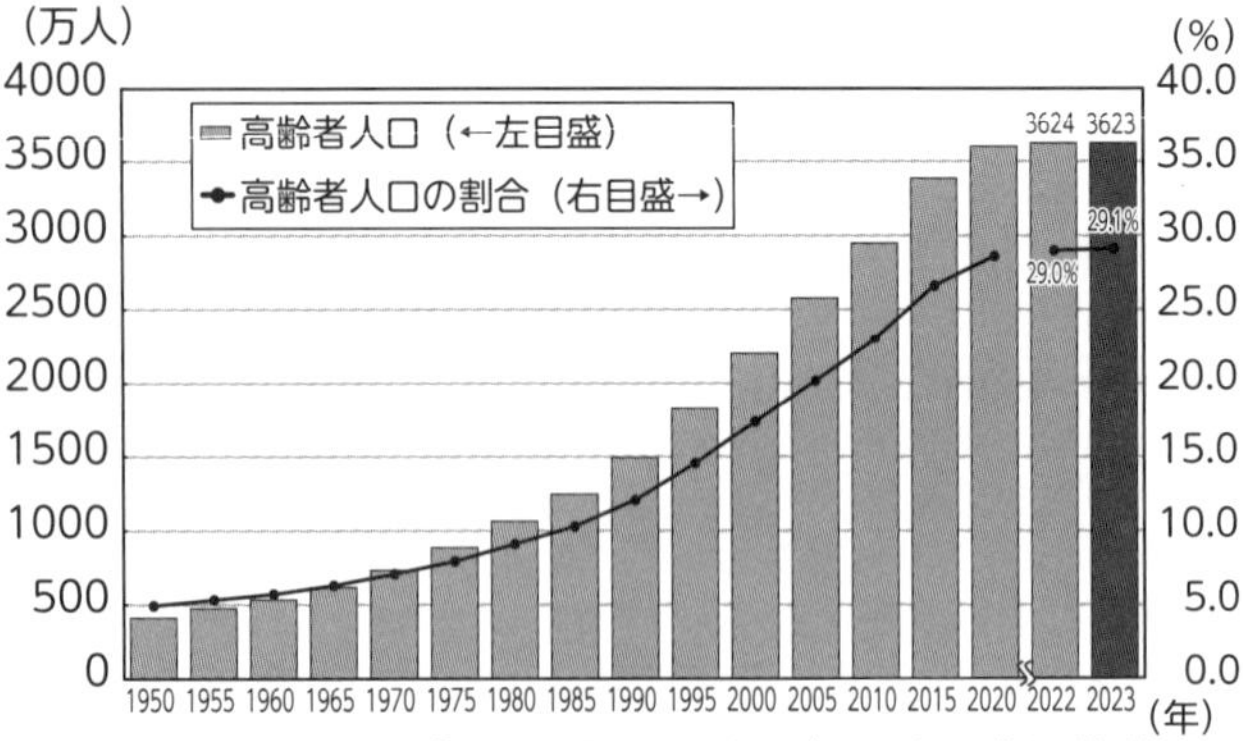

資料：1950年〜2020年は「国勢調査」、2022年及び2023年は「人口推計」
注 1）2022年及び2023年は9月15日現在、その他の年は10月1日現在
　2）国勢調査による人口及び割合は、2015年までは年齢不詳をあん分した結果、2020年は不詳補完結果
　3）1970年までは沖縄県を含まない。
出所：総務省「統計からみた我が国の高齢者－『敬老の日』にちなんで－」

６２３万人と推計しています（「統計からみた我が国の高齢者―『敬老の日』にちなんで―」２０２３年９月17日〈図表１〉）。

同じ資料によると、90歳以上は２７３万人、１００歳以上は９万人（図表２）。「総人口に占める高齢者人口の割合」は１９５０年以降上昇を続け、「２０２３年は29・１％」と過去最高で、世界でも最高です。

図表2　年齢3区分別人口及び割合

区分	総人口	15歳未満	15～64歳	65歳以上	うち70歳以上	うち75歳以上	うち80歳以上	うち85歳以上	うち90歳以上	うち95歳以上	うち100歳以上
2023年											
人口（万人）											
男女計	12442	1421	7398	3623	2889	2005	1259	671	273	69	9
男	6053	728	3753	1572	1215	798	461	216	71	13	1
女	6389	693	3645	2051	1675	1208	797	455	202	55	8
総人口に占める割合（%）											
男女計	100.0	11.4	59.5	29.1	23.2	16.1	10.1	5.4	2.2	0.6	0.1
男	100.0	12.0	62.0	26.0	20.1	13.2	7.6	3.6	1.2	0.2	0.0
女	100.0	10.8	57.1	32.1	26.2	18.9	12.5	7.1	3.2	0.9	0.1
人口性比※	94.7	105.0	103.0	76.6	72.5	66.0	57.9	47.6	35.4	23.7	13.7

資料：「人口推計」　　2023年9月15日現在
※）女性100人に対する男性の数
注）表中の数値は、単位未満を四捨五入しているため、合計の数値と内訳の計が一致しない場合がある。
出所：総務省「統計からみた我が国の高齢者－『敬老の日』にちなんで－」

また、厚労省発表の「令和4年簡易生命表」によると、男女の平均余命はそれぞれ81・05年（男）、87・09年（女）となっており、私が生まれた昭和一桁の頃、男女共に平均余命が50年に満たなかったことを考えると、隔世の感があります。

長生きする人が増えたことは喜ばしいことか

前出の数字だけ見ると、世界的に見て日本人は長生きであり、喜ばし

図表3 「あなたは100歳まで生きたいですか？」

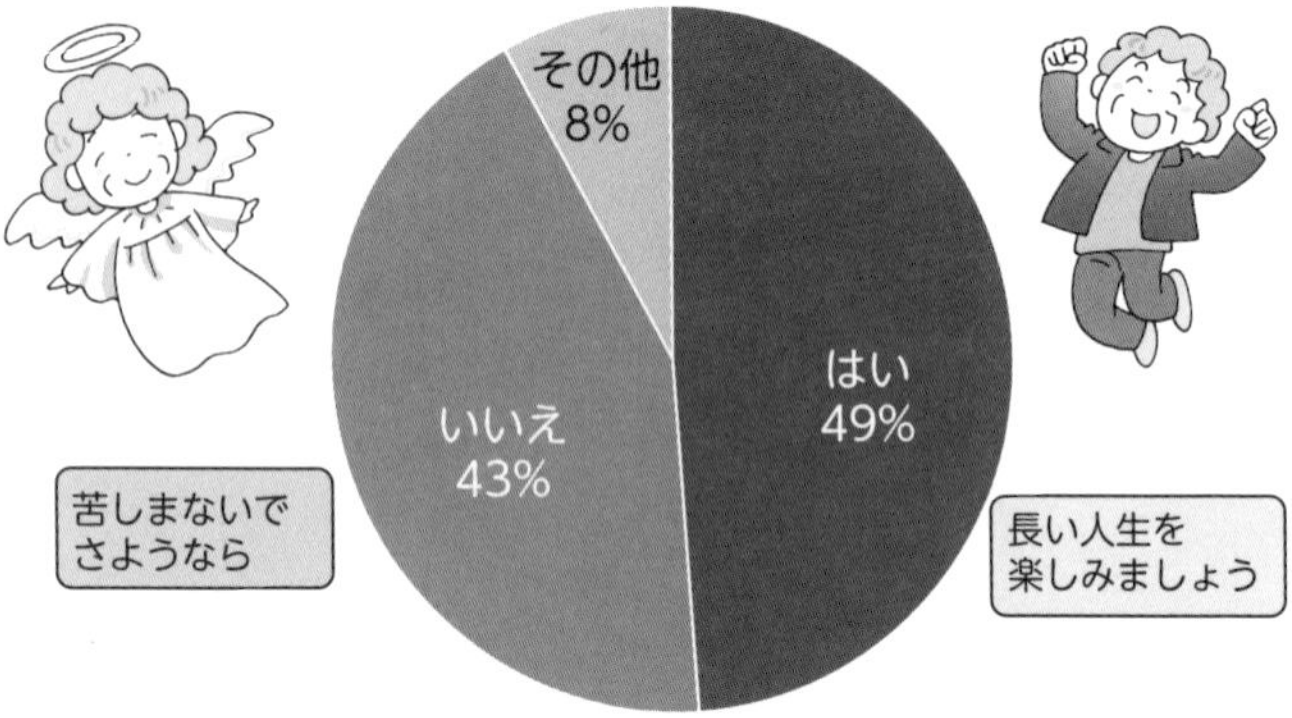

「老化」や「寿命の科学」をテーマにした「医学概論」の生命論に関する講義聴講後の学生（42名）に対して行なったアンケート

いことのように感じられます。しかし、問題がないわけではありません。

たとえば、認知症の問題。日本は世界的に見ても、高齢者人口あたり認知症患者の数が多いのです。また、要介護者の増加も気になるところです。２０２４年６月の時点で約７１６万人となっており、今後も増えていくことでしょう。

図表４　男女の平均寿命と健康寿命（2019年）

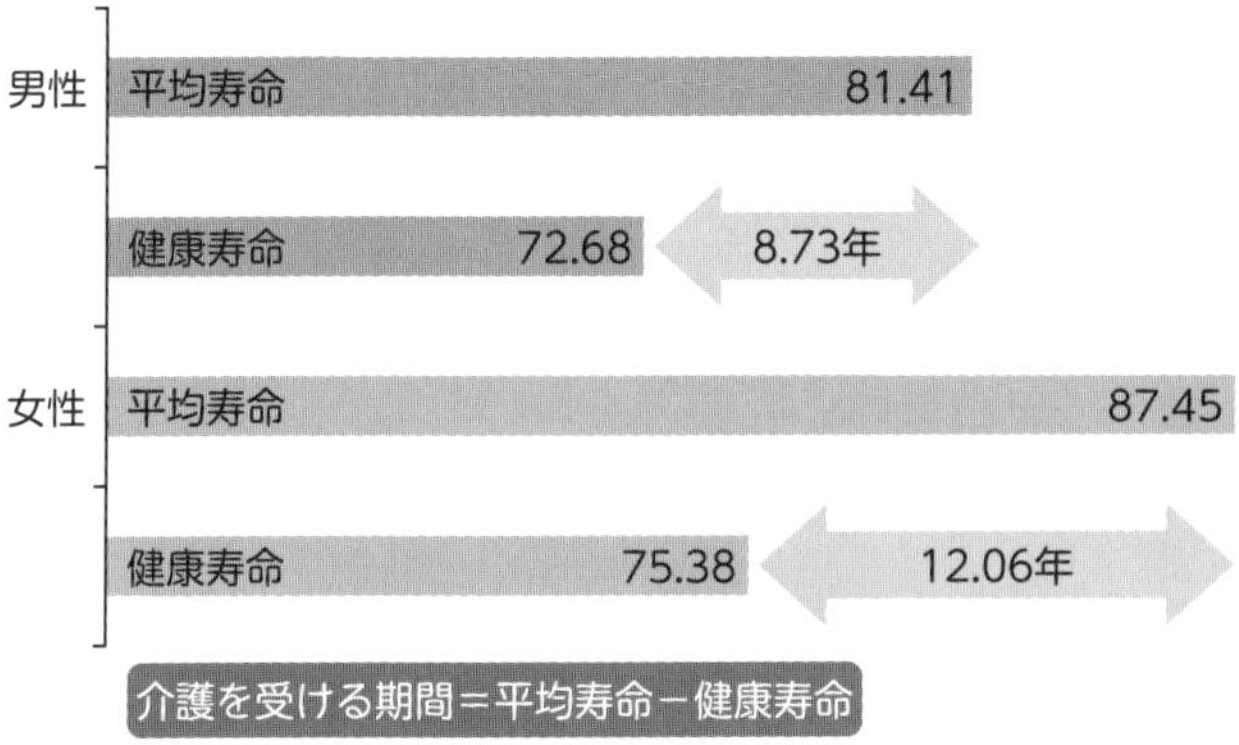

厚生労働省「第16回健康日本21（第二次）推進専門委員会資料」（令和３年12月）をもとに著者作成

実際、「長生きしたくない」と考える人が相当数存在しています。たとえば、女子栄養大学の学生諸君の43％は１００歳までは生きたくないと答えています（図表３）。

では、どうすれば、長生きを喜ばしいことにできるのでしょうか。そのポイントの１つが「健康寿命」です。健康寿命とは、端的にいえば、「日常生活に制限のない期間」のことであり、図表４で示したとおり、健康寿命の期間を過ぎたあと、私たちは平均して10年くらい生きることになります。つまり、平均寿命を延ばすだけでなく、健康寿命をできるだけ延ばしていくことが、高齢期の幸せの要素の1つといえるのです。

「論より証拠」という言葉があるように、本書では、幸運にも92歳になった今も元気に働いている私の日常に加え、恩師たちの生活習慣を紹介しましょう。また、世の中の多数の健康法の中で一般市民に対して具体的な実績をあげた例は稀ですが、私の指導する「さかど葉酸プロジェクト」が行なわれている埼玉県坂戸市は、健康寿命が抜群で、医療費は全国最低レベル、疾患も極端に減ったことから、今年の8月に県から表彰されました。このように、すでに多くの実績を出している栄養学の観点から有益だと思われる知見を収録したいと思います。

まもなく、団塊の世代（1947～1949年生まれ）の全員が75歳を超えます（すでに国民の約16％が75歳以上）。

すでに私と同じように高齢の方はもちろん、今、社会で活躍されている年代の方々もいつかは年をとりますので、参考にしていただければ幸いです。

女子栄養大学副学長　香川靖雄

92歳、栄養学者。ただの長生きではありません！
生涯現役のための健康長寿生活

目次

第2章 92歳の生活習慣

第3章 食習慣については一家言あります

第4章 運動も趣味も自分のペースで

第5章 人生の「幸せ」とは何か

師弟対談

尾身茂×香川靖雄

75歳と92歳の幸福論——心の健康、仕事観、社会貢献

第1章

「長生き」を科学的に考える

なぜ、僧侶は長生きなのか

一般的には、医師、栄養学者は「長寿」に詳しいと思われているかもしれませんが、私が把握している範囲では、戦後の東京大学医学部卒業生の平均寿命は80歳未満であり、日本人男性の平均寿命の81歳に達していません。これに対して、歴史上の僧侶たちは長生きであることがわかっています。奈良時代から明治末期頃までの日本人の平均寿命はおおよそ40歳。もっと細かくいえば、大名が48歳くらいで、公家が50歳くらいですが、僧侶はなんと68歳という墓石の研究があります（図表5）。

たとえば、歴史の教科書にも出てくる日本の僧侶の年齢を列挙してみ

図表５　僧侶宗派別平均死亡年齢（700-1911年）

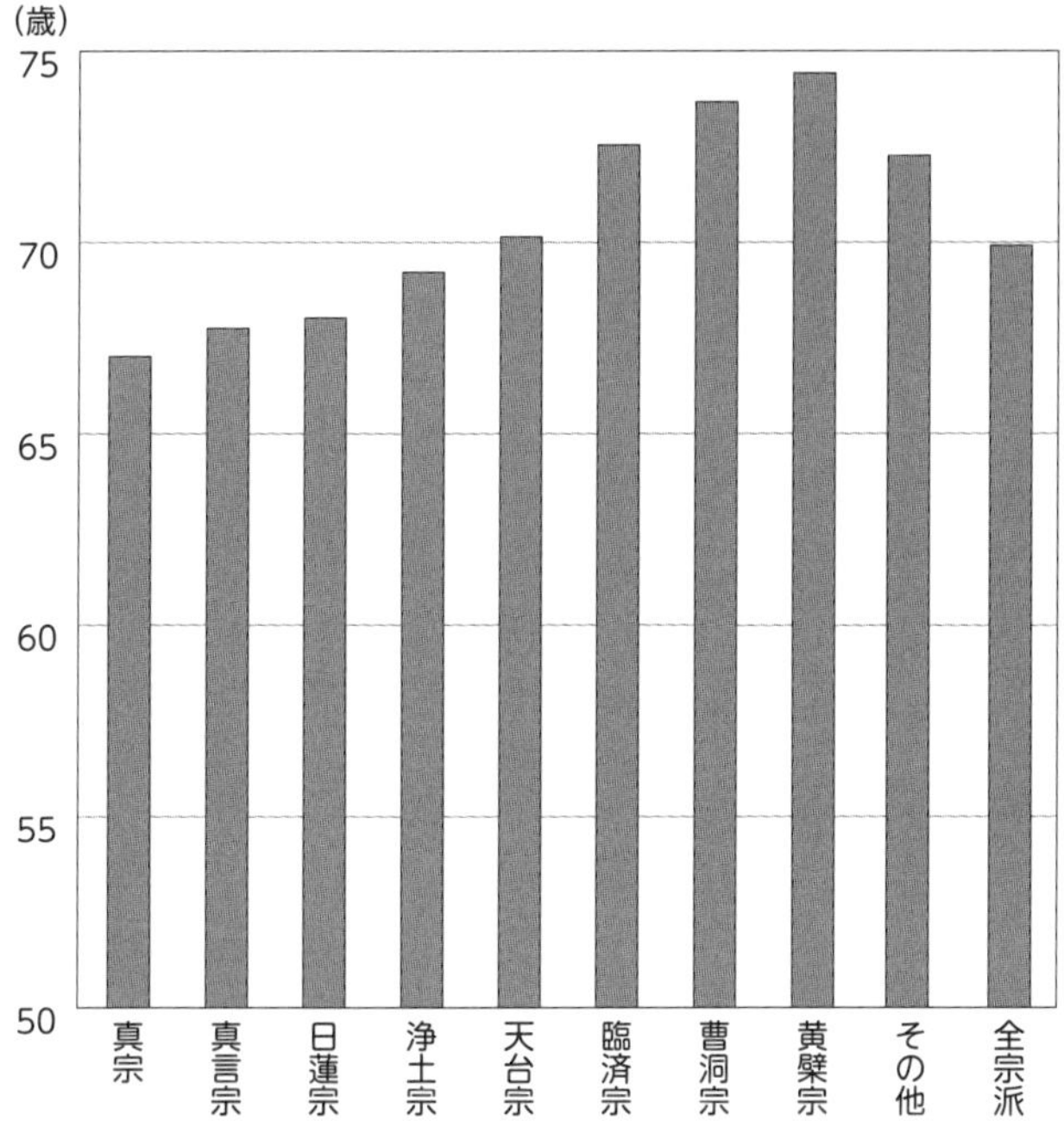

※その他の宗派は華厳宗・戒律宗・法相宗・三輪宗
出所：森一、工藤倫夫：民族衛生 1988；54 Appendix: 134-135

菜食・座禅・起居の戒律が厳しい禅宗三宗派（黄檗宗・曹洞宗・臨済宗）が他宗派よりも有意に長寿である。短命の真宗は明治時代までは唯一、肉食妻帯飲酒の無戒の宗派だった。

ましょう。

・西行（1118―1190年、72歳）
・法然（1133―1212年、78歳）
・栄西（1141―1215年、74歳）
・親鸞（1173―1262年、89歳）
・天海（1536―1643年、108歳）

親鸞聖人は、迫害を受けたにもかかわらず、長寿を全うしています。当時は、抗生物質はもちろん、病院もないので、彼らの寿命は「健康寿命」とほぼ等しいと思っていいでしょう。また、人の死に立ち会うことが多く、伝染病その他、危険と隣り合わせの僧侶が長寿であるのは驚くべきことです。

　では、なぜ彼らは長生きだったかといえば、節度のある食生活に加え、信仰心によって培われる「精神力」が深く関与していると私は考えています。１０５歳まで生涯現役を貫かれた日野原重明先生も敬虔なクリスチャンでした。

「精神力」が鍛えられるのは、宗教だけではありません。運動もそうでしょうし、ヨガや瞑想といったことも「精神力」と関係しているのではないでしょうか。

　そうしたことは医学界では長らく迷信と考えられてきましたが、今では、たとえば、ヨガや気功によって、脳の指令に従って各組織にmRNA（メッセンジャーRNA）が出て、ATP合成酵素が増えるという研究も行なわれています。このATP（アデノシン三リン酸）はすべての生命活動の直接のエネルギー源ですから、心身が元気になるのです。

また、精神力からくる「ストレス耐性」も注目すべき要素の1つです。ストレスを感じたときに出る「NFカッパB」というたんぱく質の合成が抑えられるのでストレスに強くなります。そのことはハーバード大学医学部で科学的に証明されています。

私は特に信念があって宗教家になったのではなく、父の急逝で喪主を務める慣習上の必要から浄土真宗の門徒となり、築地本願寺が菩提寺です。

毎朝、仏壇にお線香を上げ、「正信偈《しょうしんげ》」の最初を音読して合掌しています。これは父の信仰を受け継いだものです。母、姉、明夫現学長は基督者ですから、私も小さいときから教会にも行き、その雰囲気に親しんできました。浄土真宗の蓮如上人以来、他宗を敬うという宗旨があり、私の家庭は平和で親しいものでした。

ちなみに、後述する寿命の回数券である「テロメア」の長さについて、信仰心が篤いほどテロメアも長いという研究も存在しています（図表6）。

図表6 「テロメア」の長さと「信仰心」の篤さ

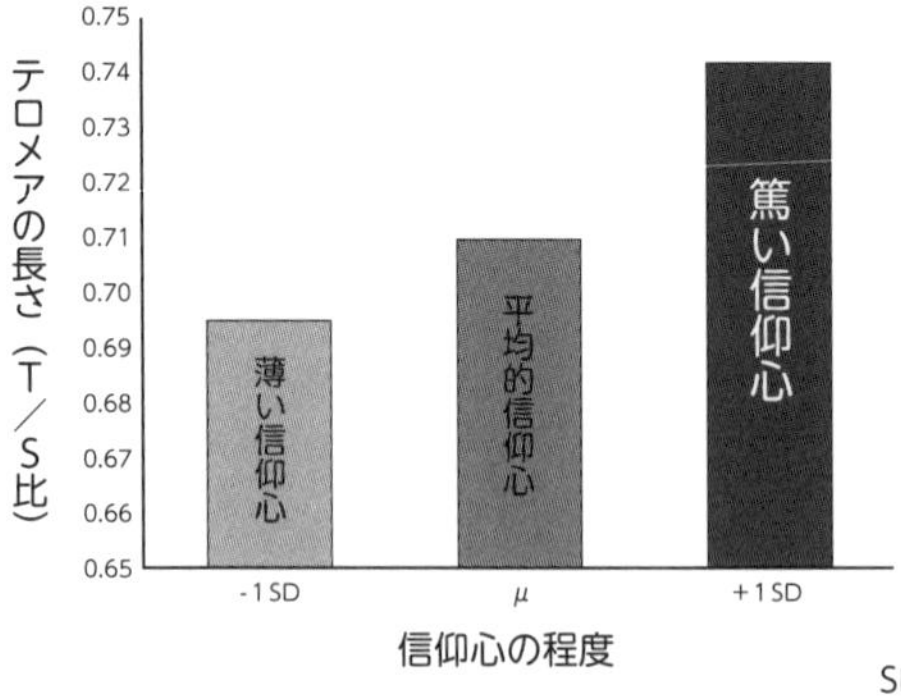

SD＝標準偏差

出所：Hill TD et al.: *Soc Sci* Med 263:168-175 (2016 Aug.)

1252名の信仰心を自己申告と複数の指標により数値化し、信仰心の程度によるテロメアの長さを調べた。数値化にあたり、性、年齢、教育、職業、収入、喫煙、飲酒の習慣等について補正した。

僧侶でなくても、精神によい活動はできる

とはいえ、私たちはみな、俗世に生きていますから「僧侶のようにはなれない」とお考えの方も多いでしょう。

でも、宗教はなくても心配はいりません。たとえば、宗教とは離れて、マインドフルネスという精神活動が健康のために行なわれていま

す。また、心筋梗塞1つとっても、おいしいものを食べたり、楽しいことを生活に取り入れることで、リスクを減少させることが可能です。精神によい活動をすれば、快楽のホルモンであるドーパミンがたくさん分泌されるからです（図表7）。ドーパミンは幸福感を脳に与えるだけでなく、循環器の緊張を緩和して動脈硬化を防ぐのに役立ちます。そのため、私は大学の講義や日常生活に、「楽しさ」「喜び」を取り入れるようにしています。

一方、心配事が続くと、交感神経が活発になり、ノルアドレナリンや、副腎皮質ホルモンのコルチゾールの分泌が増え、どんどん身体が傷んでいくことになります。

図表7　ドーパミンと動脈石灰化の関係

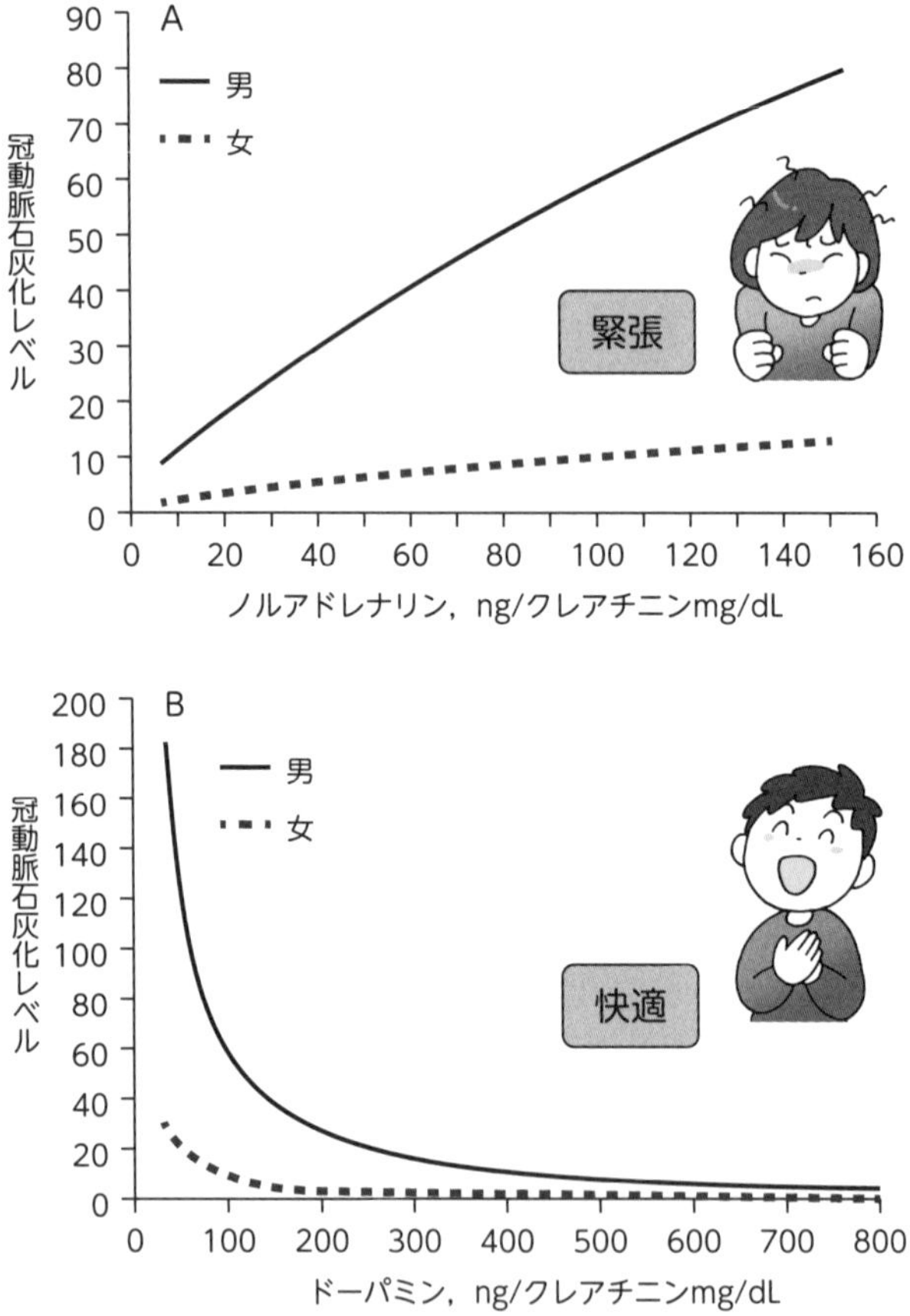

出所：Zipursky RT et al. *Am J Cardiol.*; 119(12): 1963-1971(2017)

おいしい食事、楽しい行事でドーパミンが増え、動脈石灰化を防ぐ。

では、快楽のホルモンを分泌するために、好き勝手やればいいかといえば、そうではありません。「おいしいもの」と一口に言っても、暴飲暴食は慎むべきでしょう。また、あとで詳しく述べますが、日本人の多くは魚食の量を増やすべき根拠も存在しています。ですから、「おいしいもの」には、「バランスの取れた」という注釈が必要になるのです。

「楽しいこと」にも但し書きがあります。たとえば、栄養学の観点からいえば、「朝食」をしっかりととることは、健康にとって欠かせない要素の1つとなっています。朝食をしっかりととるには、規則正しい生活が基本になりますから、「楽しいこと」をするにも、「節度を守って」行なうのがよいでしょう。

ドキッとする朝食の話

「朝食はしっかり食べましょう」と聞いて、「そんなのは当たり前だろう」と思われた人もいれば、「忙しくて、ついつい朝食と昼食を一緒にとってしまう」という人もいるでしょう。

そんな人たちでもドキッとするような「証拠」をご紹介しましょう。
拙書『時間栄養学　時計遺伝子と食事のリズム』(女子栄養大学出版部)が評判になった理由の1つは、「朝食の有用性」を指摘したことだと私は考えています。

私が最初に朝食の大切さを指摘したのは、自治医科大学の医師国家試験の責任者をしていた１９８０年。朝ごはんを食べた学生と食べていない学生の成績の違いを調査したのが始まりです。ご存じのとおり、自治医大は全寮制で、当時、朝ごはんを食べる学生と食べない学生が半分ずついました。そして、カリキュラムも同じですから、比較が容易だったわけです。調査した結果、成績に大きな違いがあることがわかり、栄養学雑誌に発表しました。

発表当初は、「朝ごはんを食べたのに試験に落ちた」とか、いろいろと反論もありましたが、あるときからピタッと止まりました。その後、毎年１００万人規模の調査が行なわれ、朝ごはんを食べた小学生と中学生、朝ごはんを食べない小学生と中学生では、２割も成績が違うことが

図表8　全国学力試験における朝食摂取と成績の相関

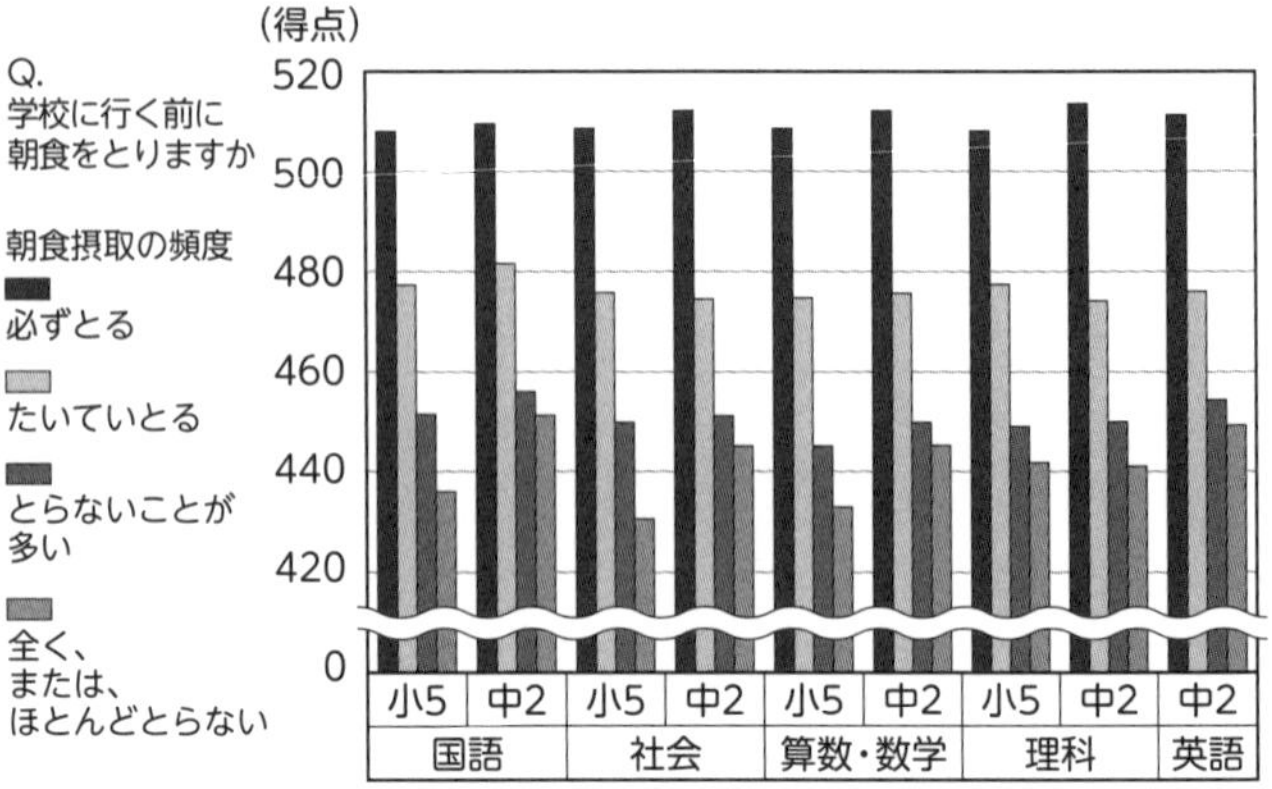

出所：平成15年度小・中学校教育課程実施状況調査結果の概要（国立教育政策研究所調査）

わかったからです（図表8）。

朝ごはんを食べない運転手は「逮捕」したほうがいい!?

朝食を食べるか否かは、成績に直結するだけではありません。

「朝食を食べなかった場合は、朝食を食べた場合に比べて、特に高速道路などの高負荷運転条件において事故率が5倍に増える」という運転シミュレーターによる事故率比較試験が報告されています。

極端なことをいえば、お酒を飲んで交通事故を起こせば厳罰なのは当然ですが、朝ごはんを食べないで交通事故を起こした人もまた処罰すべきなのではないでしょうか。

うつ病が増え続ける日本に必要なのは「精神栄養学」

ＯＥＣＤ（経済協力開発機構）の調査によると、コロナ禍の前後、日本ではうつ症状を訴える人の割合は7・9％（2013年）から17・3％、アメリカでは6・6％から23・5％に増加。ちなみに、精神疾患を有する患者数は約419万人、入院患者数は減少傾向にあるものの、外来患者数は増加傾向にあると、厚労省は分析しています。

うつ病の原因はいくつもあり、一概にはいえない面はありますが、私の専門は栄養学ですから、栄養学の観点から解決策を提示したいと思います。

まず、解決策を考える前に知っておくべきこととして、産業構造の変化によって、摂取すべき栄養も変わってきているという事実です。私自身、戦後、姉や弟たちを養っていかなければならないと決意して、一時期、炭鉱で実習をしたことがありますが、あの頃の日本人の仕事の多くは肉体労働でした。

それが今はどうでしょうか。1人1台スマートフォンやパソコンを持っているのが当たり前となり、身体よりも精神を酷使する機会が増えてきました。さらに２０２２年11月には、ChatGPTがリリースされ、人間が行なうべきことも今後変化していきそうです。たとえば、国家試験の解答について、ChatGPTに尋ねれば、今でも瞬時に答えを出してくれますし、どんどん精度が上がっていくでしょう。管理栄養士であれば、栄養学の知識を丸暗記するだけではなく、栄養改善が必要な人に対して的確なアドバイスを提供していくことが今後はさらに求められるのではないでしょうか。

そして、時代が変わる中、幸いにも「精神の栄養学」や「遺伝子の栄養学」といった分野の研究も進み、精神活動の時代に必要な栄養についても、以前に比べればずいぶんと明らかになってきています。

中でも私が注目しているのは、葉酸です。葉酸が欠乏すると、脳を傷害する血清ホモシステインの濃度が上がり、軽度認知症、アルツハイマー型認知症の頻度が増加します（もちろん、認知症の要因はさまざまあり、葉酸だけを摂取すれば十分ということではありません）。

また、うつ病に関しても、葉酸の欠乏によってホモシステインが増加することが原因の1つとされており、不足には注意を要します。

葉酸を手っ取り早く摂取するには、「ほうれん草」を食べるのがよいでしょう。他にも、レバー、ブロッコリー、とうもろこしなどには葉酸が多く含まれています。

日本人は平均的に290マイクログラム程度の葉酸を1日に摂取していますが、400マイクログラム程度必要であると私は考えています。多くの日本人は欧米人に比べて、葉酸が欠乏しやすい遺伝子をもっているからです。

そうした状況への危機感から、女子栄養大学では坂戸市民と協力して「さかど葉酸プロジェクト」を18年以上続けています。また、ハウスウエルネスフーズと共同でサプリ「葉酸米」を開発し、普及に努めています。そうした活動は一定の成果を出し、坂戸市は「健康長寿に係る優れた取組を行い、健康増進と医療費抑制に向けて尽力」したことにより、埼玉県から表彰状（令和5年度「健康長寿に係るイチオシ事業」特別賞）を贈られています（現在、坂戸市の1人あたりの医療費は埼玉県の平均を大きく下回っています）。

すでにアメリカでは１９９８年に穀類に葉酸を添加する政策がスタートしていますし、２０２２年からはイギリスとニュージーランドでも公衆衛生政策として葉酸添加が義務化され、穀類に葉酸添加を義務付ける国は実に86カ国に増えました。

寿命とテロメア

本章の最後に、寿命について考えてみたいと思います。どんなに患者さんを診慣れたお医者さんでも、患者さんの年齢を当てたり、寿命を言い当てるのは簡単ではありません。

私が注目しているのは、寿命の回数券と呼ばれる「テロメア」です。人の細胞に存在している46本の染色体の中には、遺伝子の本体である「ＤＮＡ」が入っているのですが、細胞が分裂する際、染色体の末端にあるテロメアが短くなることがわかっています。テロメアは生まれたときに約1万塩基対あって、その後、歳を重ねるうちに、すなわち細胞分裂を繰り返すことで短くなっていき、５０００塩基対に減ったときに寿命が尽きるといわれています。

私は70歳の頃、副学長を続けるか否か判断するときに、テロメアの長さを計りました（血液を特定の分析業者に送れば測定してくれます）。

当時の私のテロメアの長さは６５００塩基対。５０００を引くと１５００は残っていることになります。１年に50塩基対減少するならば、計算上は１００歳くらいまでは生きられる可能性があると考え、副学長の任期を延長してもらいました。

そうして、92歳の今も、元気なうちは世の中のお役に立ちたいと思って働いています。あれから22年間、副学長の任を全うしてきたことを考えれば、私のテロメア仮説の７割くらいは本当だったといえるのではないでしょうか。

ここでは私のテロメアの長さをご紹介しましたが、適切な栄養をとるなど、生活習慣を改善することで、テロメアの短縮を防ぎ、老化細胞の発達を遅らせることができます。

寿命や老化に関する分野は、まだまだ未解明な部分も多くありますが、事実として、私は92歳まで元気に働いていますので、本書で紹介する私の生活習慣、食事習慣はみなさんの参考に多少はなるのではないかと思います。

日野原先生の食事法

細胞というのは高齢になればなるほど、テロメアの尽きた細胞が増えて、数が少しずつ減少していきます。テロメアが短くなって元気のない細胞が老化細胞です。心疾患や脳卒中の原因の1つには細胞の老化があります。逆にいえば、細胞の老化を可能な限り減らしながら歳を重ねることができれば、最後は老衰に近い形で死を迎えられる確率を上げることができます。

細胞の数が減少すると、代謝量は減ります。代謝量の減少は、必要な食事の量が減ることを意味しており、日野原先生は代謝量を測定しながら食事の量を調整されていました。

先生は、緑黄色野菜、魚料理（週5日）、ヒレ肉のステーキ（週2日）といった日本人に不足しがちな栄養素を多く含んだメニューを選んでいらっしゃいましたが、それらと併せて、オリーブ油15グラム、大豆レシチンを毎朝20グラム摂取されていたことは特筆に値します。大豆レシチンには、生命活動に不可欠な水溶性ビタミン様作用物質であるコリンが3・6％含まれているからです。神経細胞の構造の基本である細胞膜を構成するコリンは、脳の疾患の予防効果が期待できます（現在は、大豆レシチンのサプリメントも販売されています）。

ちなみに、栄養学以外の分野でも、細胞の老化を防ぐ研究は、世界中で行なわれており、ここ日本でも、東京大学医科学研究所の中西真教授は、ヒトの細胞で初めて「老化細胞除去治療」（セノリシス）を成功させました。

第2章

92歳の生活習慣

私の朝はテレビ体操から始まる

私は毎日朝6時には起きるようにしていますが、理由があります。6時25分にスタートするテレビ体操をするためです。

10分間体操をしたあと朝食をとって、身支度を済ませたあと、大学に行く日は最寄りの鉄道の駅に家族の車で向かいます。

ちなみに、大学へは、主に火曜日、水曜日、金曜日に出勤します。水曜日は各種の会議があります。現在、講義は臨床検査技師のコースを1コマだけ。あとは、卒業研究というのがあって、学生と一緒に「さかど葉酸プロジェクト」に携わっています。土曜日に大学に行くのは、大学院の発表会や実習報告会に参加するためです。他の先生方は週末も忙しくされていて参加が難しい方もいるため、そこは私の役目として参加するようにしています。

帰りの時間はまちまちですが、大学院のセミナーがあるときは遅くなります。セミナーが終わるのが夜7時半頃ですから、自宅に到着するのは10時くらいです。懇親会がある日などはもっと遅くなることもあります。

人間90歳になったら、どんな保証人がいても アパートはなかなか貸してくれません

実は1998年4月から2018年11月までの約20年間（66歳から86歳まで）、大学の近くにアパートを一人で借りて、自炊しながら大学に通っていました。86歳以後は家内が食事をつくってくれます。

戦中戦後の食糧難の時代、一時期、母と姉は別の場所で暮らしていたので、私たち男兄弟は自分たちで炊事をしました。そのため、昔はうどんからパンまで自分でつくっていました。当時は、水道もガスもなく、薪でご飯を炊き、遠くにある魚屋、八百屋で食材を買わなければなりませんでした。その頃に比べれば、現代は調理済みの食品もあれば、炊飯

器、電子レンジといった便利な道具もありますから、自炊するのは簡単です。

どんなに健康であっても、保証人がいても、90歳前後となると、なかなかアパートを借りるのが難しく、今は栃木県にある自宅から、大宮駅まで出て、そこから川越線に乗り換えて川越駅まで行って、さらに東武線に乗り換えて坂戸駅まで、片道２時間、往復４時間かけて通っています。

ご存じのとおり、宇都宮線、川越線、東武線は事故で遅れることも多く、そんなときはすぐに満員になってしまうのには少しだけ閉口してしまいます。

朝食は4つの食品群をバランスよく

先ほど朝食の話が出ましたので、朝食でとるべき栄養素についてお話ししておきましょう。

「香川は栄養学を専門としているのだから、手間暇かけた料理の話になるのだろう」と思った方もいらっしゃるかもしれませんが、朝の忙しい時間に用意する朝食は手軽に食べられるもので構いません。冷凍食品、レトルト食品なども活用してバランスのよいメニューにすればいいのです。また、夏場は保管方法に注意する必要はありますが、前日の夕食の残り物だって立派な朝食になります。私のアパート暮らし時代の朝食については、第３章で具体的に紹介しています。

では、そもそも朝食でどのくらいのカロリーを摂取するとよいでしょうか。１日１７００〜２０００キロカロリーと考えるなら、朝食ではその４分の１が目安になります（４５０〜５００キロカロリー）。

バランスのよい食事をとるには、次の４つの食品群を参考にしてください。一度にすべてを網羅する必要はなく、１日の中でバランスをとることをおすすめします。図表９は四群点数法と呼ばれるもので、具体的に何を何グラムとればよいかが示してあります。

１群：卵、牛乳・乳製品

2群：魚介類、肉、豆・豆製品
3群：野菜類、きのこ類、海藻類、芋類、果物
4群：穀類、砂糖、油脂、嗜好品、種実類

結局、何を食べればいいのか

1～4群のリストを見ても、具体的なメニューはなかなか思い浮かばないと思いますので、「主食」「おかず」「汁物」といった区分で食品群を見てみましょう。

【主食】白米、おむすび、パン、サンドイッチ、シリアル
↓主に4群に該当

図表９　四群点数法（１日20点とる場合の目安量）

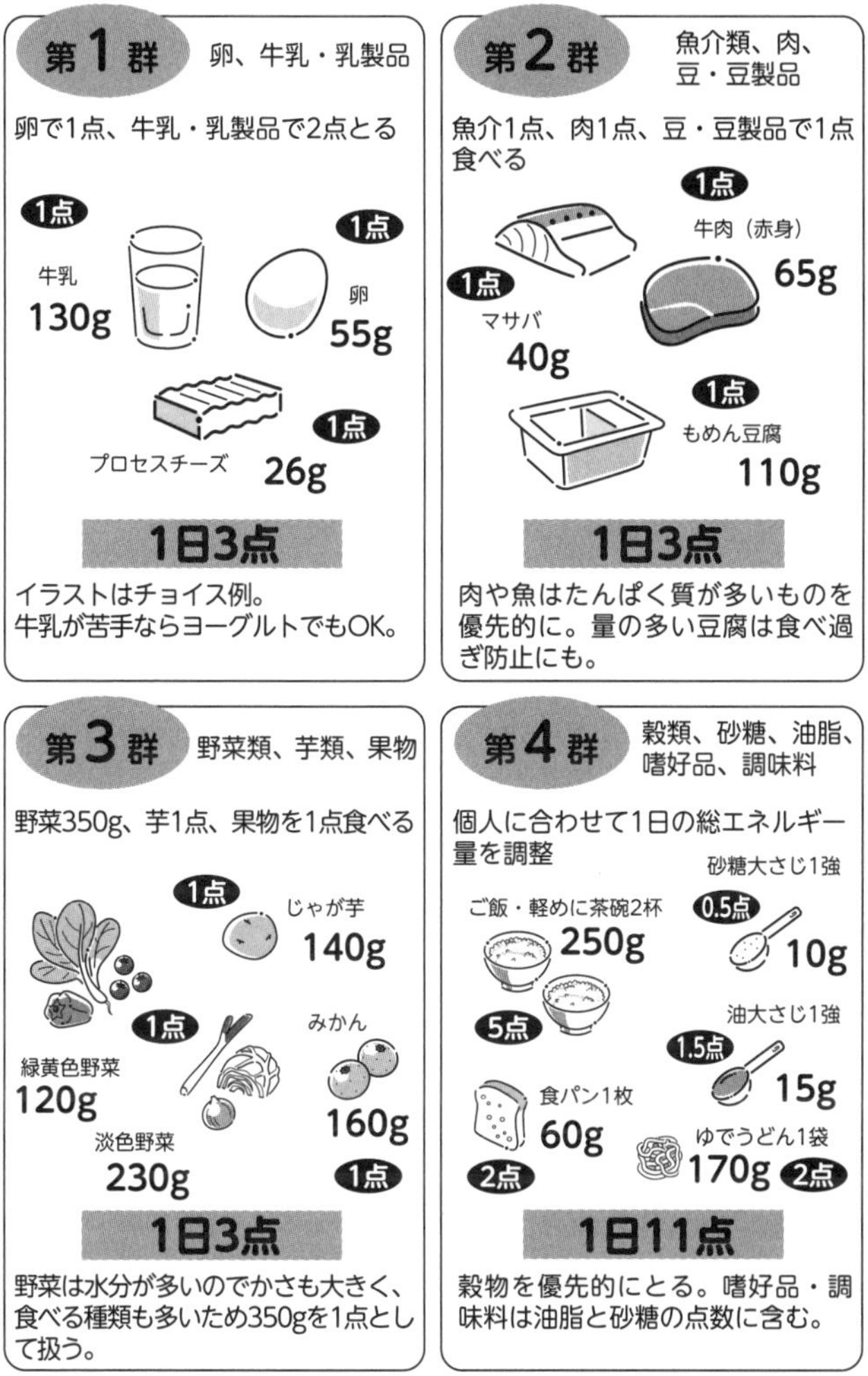

【おかず】ゆで卵、目玉焼き、卵焼き、ハム、ベーコン、ウインナー、豆腐、納豆、鮭の切り身、あじのひらき、ちくわ、かまぼこ

↓1、2群に該当

【汁物】味噌汁、野菜スープ

↓1、2、3、4群に該当

【付け合わせや小鉢類】サラダ、焼き芋、煮物、のり

↓2、3群に該当

【飲み物】野菜ジュース、牛乳、コーヒー（＋牛乳）

↓1、3、4群に該当

【デザート類、果物類】りんご、バナナ、いちご、ヨーグルト

↓1、3群に該当

また、外食が多い方は栄養素に偏りが出やすい傾向がありますので、野菜類や芋類や豆類をとるように心がけてください。

昼食は魚類を中心に

朝食の話が長くなりましたが、大学に出勤する日はできる限り、学食で昼食をとるようにしています。

女子栄養大学の学食の中でも、私がよく選ぶのは魚中心のA定食です（B定食は肉中心）。その理由は、日本人の多くは遺伝子的に脂肪酸のアルファリノレン酸をＤＨＡ（ドコサヘキサエン酸）に変えることができない体質であり、ＤＨＡが不足しがちになるためです。具体的には、私も含めて日本人の6割はＦＡＤＳ1と呼ばれる遺伝子のＣ多型を持っており、そうではない人たちに比べて、ＤＨＡを多く含む魚類を多く摂取することが健康を維持するために必要になります。

理想的な魚の摂取量の目安は1日100グラム。魚のなかでも、脂ののった魚がおすすめで、そのくらいの量を摂取することで、ＥＰＡ（イコサペンタエン酸）や前出のＤＨＡなどの脂肪酸を摂取でき、脳の健康

図表10　魚介類と肉類の１日１人あたりの摂取量の推移

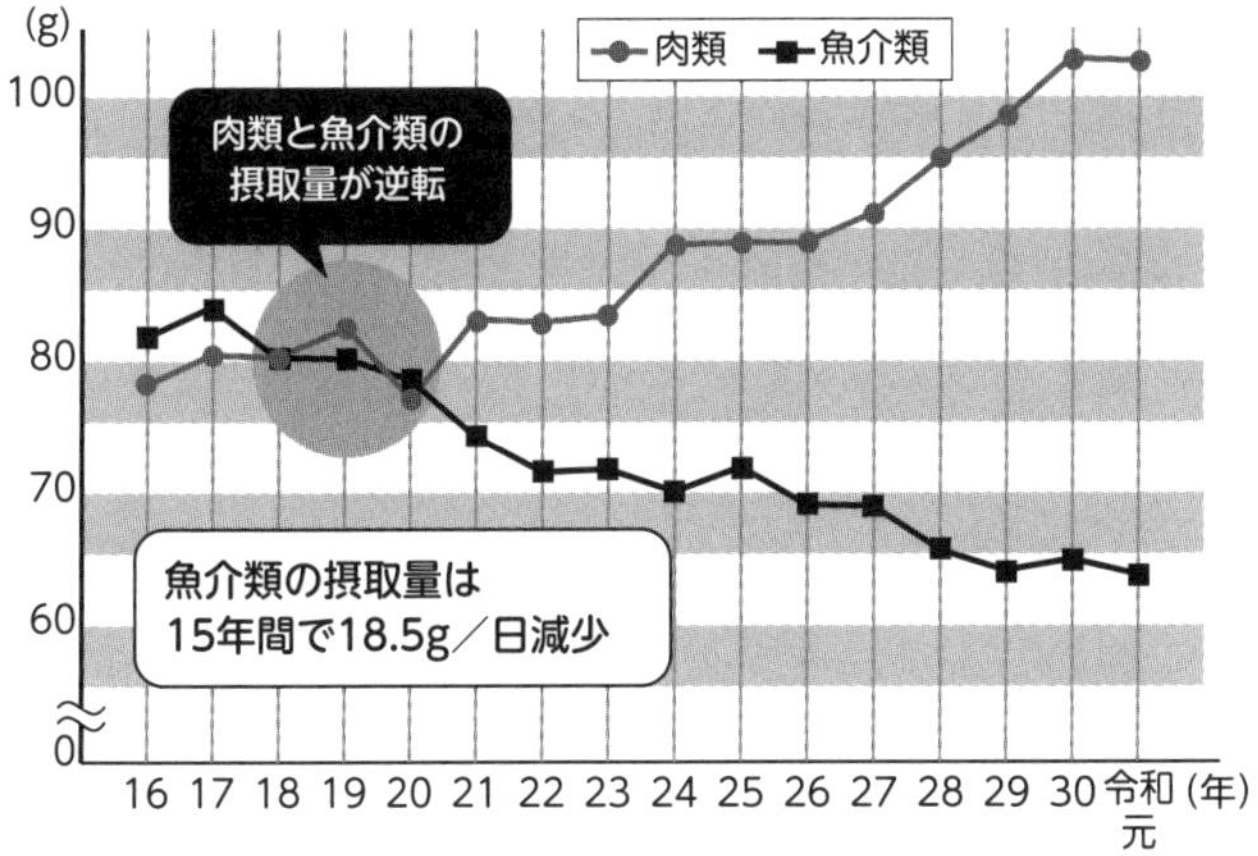

出所：国民健康・栄養調査（平成16年〜令和元年）

を健やかに保つことができると考えられています。

しかし、日本人の魚の摂取量は減少の一途を辿り、２０１９年には50グラム（中央値）となり、１９９０年代と比べると半分に減ってしまいました。図表10は２００４年（平成16年）以降の魚介類と肉類の１日の１人あたりの摂取量の推移を表したものになります。

「魚離れ」しているなら、魚を食べればいい――。それはそうなのですが、日本の漁獲量は、1984年の1282万トンから、2022年には289万トンにまで減少しており、昔は安価で手に入ったサンマやイカなどが値上がりしていたりもします。もはや手軽に摂取できる食べ物ではなくなりつつあるのです。サプリメント等の活用を検討するのも選択肢の1つです。

昼食後の日課は「昼寝」

昼食後は決まって、大学にある研究室のソファの上で昼寝をします。時間はおおよそ1時間。大学の私の研究室は3階にあり、階段を使って上り下りしていますす。とはいえ、随分と足腰も弱ってきましたから、長い距離を歩くときには杖を使って歩きます。

体力の維持という点に関しては、コロナ前まではよくプールに通っていました。滞在時間は１回あたり、２時間くらい。好きなのは平泳ぎで、クロールもします。ただ、速度は遅く、ゆっくり泳いでいました。

今も続けているのは、ダンベル（鉄亜鈴）です。自治医科大学の体育館と自宅の２カ所で時間があるときに、両手にそれぞれ３～５キロくらいの重さのダンベルを持って、上げ下げする程度です。

自動車の免許は返納していますから、自宅周辺の移動手段はもっぱら自転車です。90歳を超えての自転車は危ないと言われることもあります

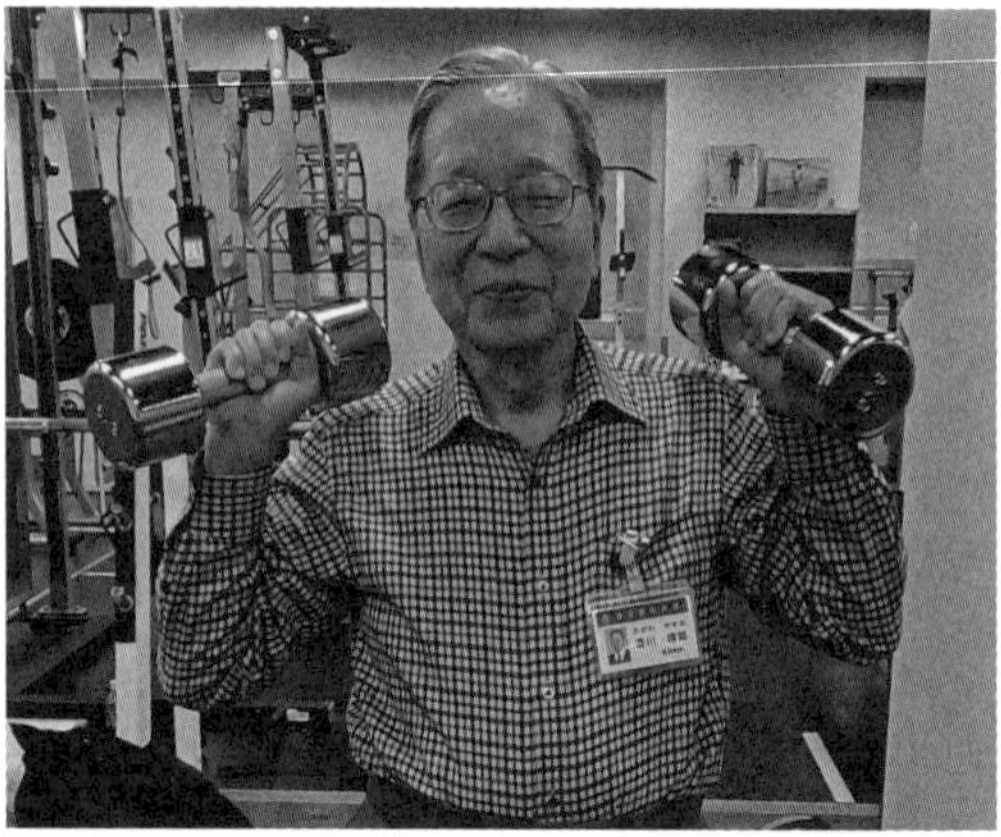

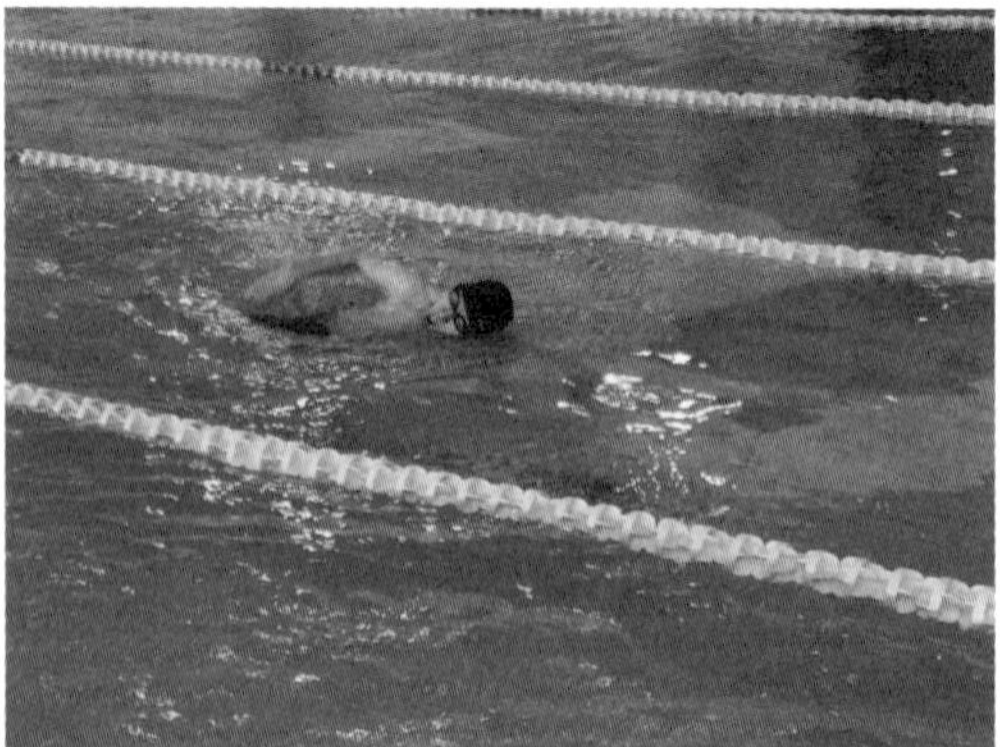

今も続けているダンベルを使ったトレーニングと、コロナ前に通っていたプールでクロールする様子

が、食品や日用品を買いに行く際には欠かせない移動手段となっています。

夜の過ごし方

先述したように帰宅時間はその時々で違いますが、基本的には夜の11時半頃には眠るようにしています。朝６時に起きるので、昼寝の１時間を足すと、１日の睡眠時間はおおよそ7時間半くらいです。

ちなみに、２０２１年のデータ（ＯＥＣＤの調査報告）によると、日本人の平均睡眠時間は４４２分（7時間22分）で、世界平均の５０８分（8時間28分）に比べて短く、ＯＥＣＤ諸国の中で最短です。十分な睡眠がとれないと、うつ病や認知症のリスクにつながります。

お酒はある程度飲めますが、毎日飲むということはありません。お酒が健康に与える影響については第3章で解説することにします。

長年の習慣によって形成された今の私のCT画像

「はじめに」でもお伝えしたように、「論より証拠」も大切ですから、本書でご紹介している生活習慣を繰り返した末に、私は本当に健康を維持しているのかをデータで確認してみましょう。

2024年現在、私の脳のCT画像では、梗塞の斑点も脳血管の異常も見られません。また、心電図の検査もしましたが、右脚ブロックという無害な変化のみ確認できました。なかなかよい結果ではないでしょうか。

薬については、次の薬を定期的に内服しています。

・甲状腺ホルモンのチラーヂン（甲状腺腫瘍により甲状腺の右葉を切除したため）
・メバロチン（抗コレステロール薬）
・降圧剤（高血圧を起こしやすい遺伝子多型のため）
・抗生物質（腎臓結石破砕術後の慢性腎盂腎炎のため）

また、図表11と図表12は最新の臨床検査値と、1週間の連続自動血圧測定の結果です。慢性腎盂炎のために、腎機能は低下して尿素、クレアチニンは高値ですが、コレステロール値等はすべて正常です。血圧もいろいろな行事に参加した後も正常値を保っており、模範的といえる数値となっています。

高齢者のBMIは23〜24くらいがいい⁉

ここ二十数年の私の健康は、先述したアパート暮らし時代の生活習慣がベースとなっています。当時から、BMIを計測しながら、摂取するエネルギー量を調整したうえで食事を用意していました。BMIは、体重（キログラム）を身長（メートル）の2乗で割ることで求められま

図表11　92歳の生化学検査結果

検査種別　生化学検査　［2024年7月1日測定］　材料：血清				
検査項目	結果	単位	基準値	項目コメント
総蛋白	7.4	g/dL	6.6-8.1g/dL	
尿素窒素	45 H	mg/dL	8-20mg/dL	
クレアチニン	1.71 H	mg/dL	0.65-1.07mg/dL	
尿酸	9.4 HC	mg/dL	3.7-7.8mg/dL	＊臨床判断値：7.0mg/dL以下
総ビリルビン	1.00	mg/dL	0.40-1.50mg/dL	
AST（GOT）	21	U/L	13-30U/L	
ALT（GPT）	13	U/L	10-42U/L	
LDH-JSCC		U/L		
LDH-IFCC	201	U/L	124-222U/L	
ALP-JSCC	151 C	U/L		換算式からの計算値です。
ALP-IFCC	53	U/L	38-113U/L	
γ-GT	18	U/L	13-64U/L	
CPK	152	U/L	59-248U/L	
ナトリウム	139	mmol/L	138-145mmol/L	
カリウム	5.0 H	mmol/L	3.6-4.8mmol/L	
クロール	107	mmol/L	101-108mmol/L	
血糖	90 C	mg/dL	73-109mg/dL	＊臨床判断値：110mg/dL未満
総コレステロール	195 C	mg/dL	142-248mg/dL	＊臨床判断値：220mg/dL未満
トリグリセリド	97 C	mg/dL	40-234mg/dL	＊臨床判断値：150mg/dL未満（空腹時）175mg/dL未満（随時）
HDLコレステロール	63 C	mg/dL	38-90mg/dL	＊臨床判断値：40mg/dL以上
（VLDL+LDL）/HDL	2.1		1.2-4.8	
LDL-C（フリーデワルド）	113	mg/dL	＜139mg/dL	
乳濁（L）	0			
溶血（H）	2			

図表12　私の血圧グラフ（2024年測定）

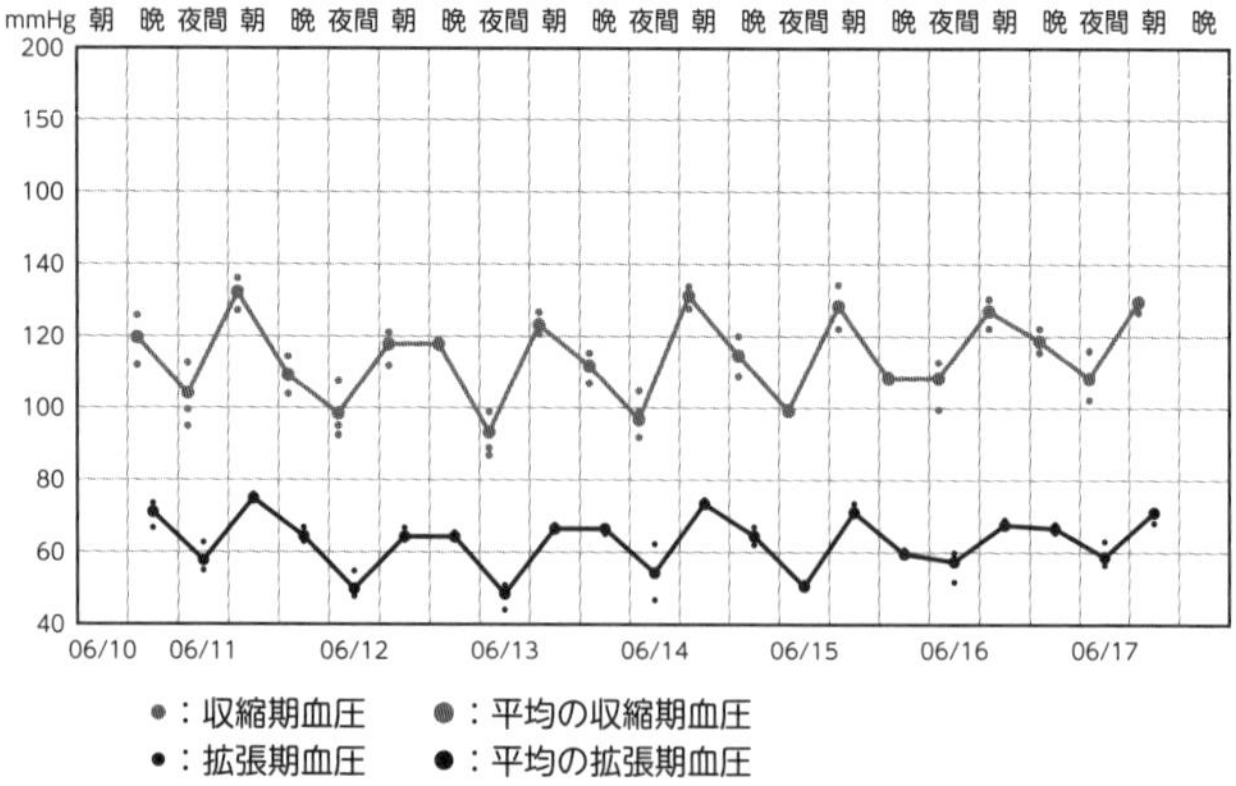

測定期間中の血圧グラフ（時刻表示）

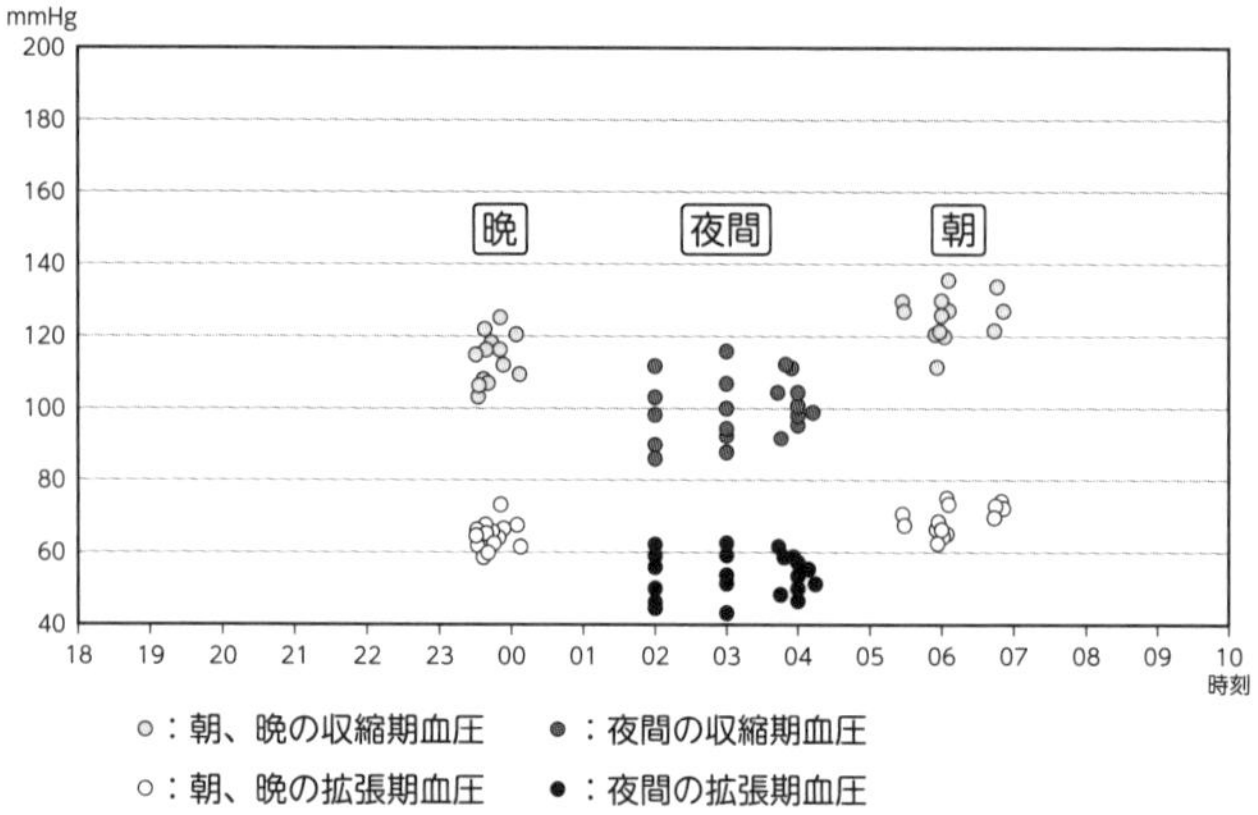

す。たとえば、身長が１・７メートルとして、体重が60キログラム、65キログラム、70キログラムの３つのケースを計算してみましょう（１・７の２乗は２・８９）。

60キログラムの場合：60÷2.89=20.76
65キログラムの場合：65÷2.89=22.49
70キログラムの場合：70÷2.89=24.22

多くの医師はＢＭＩを指標とするとき、「22」を基準と考えているのではないでしょうか。私は、必ずしも「22」にこだわる必要はないと考えています。

40歳～59歳の日本人の男女それぞれ2万人ずつ、10年間追跡した研究によると、やせているよりもむしろ肥満のほうが死亡率は低くなりました。それは自治医科大学の研究（図表13）でも同じで、ＢＭＩ＝25・0～29・9で全死因、心疾患、がんの死亡率が低くなっています。ただ、「29」というのは高すぎますから、40歳～59歳の男性の場合、「23」か、それを少し超えるくらい、女性の場合は幅がありますが、「19」～「24・9」くらいの幅で考えればよさそうです。

ベストセラー作家・佐藤愛子さんとの共通点

私は現在、降圧剤を飲んでいます。実は、ベストセラー『九十歳。何がめでたい』（小学館）の著者である佐藤愛子さんも２０１９年に発刊

図表13　BMIと全死因、心疾患、がんの死亡率との関係性

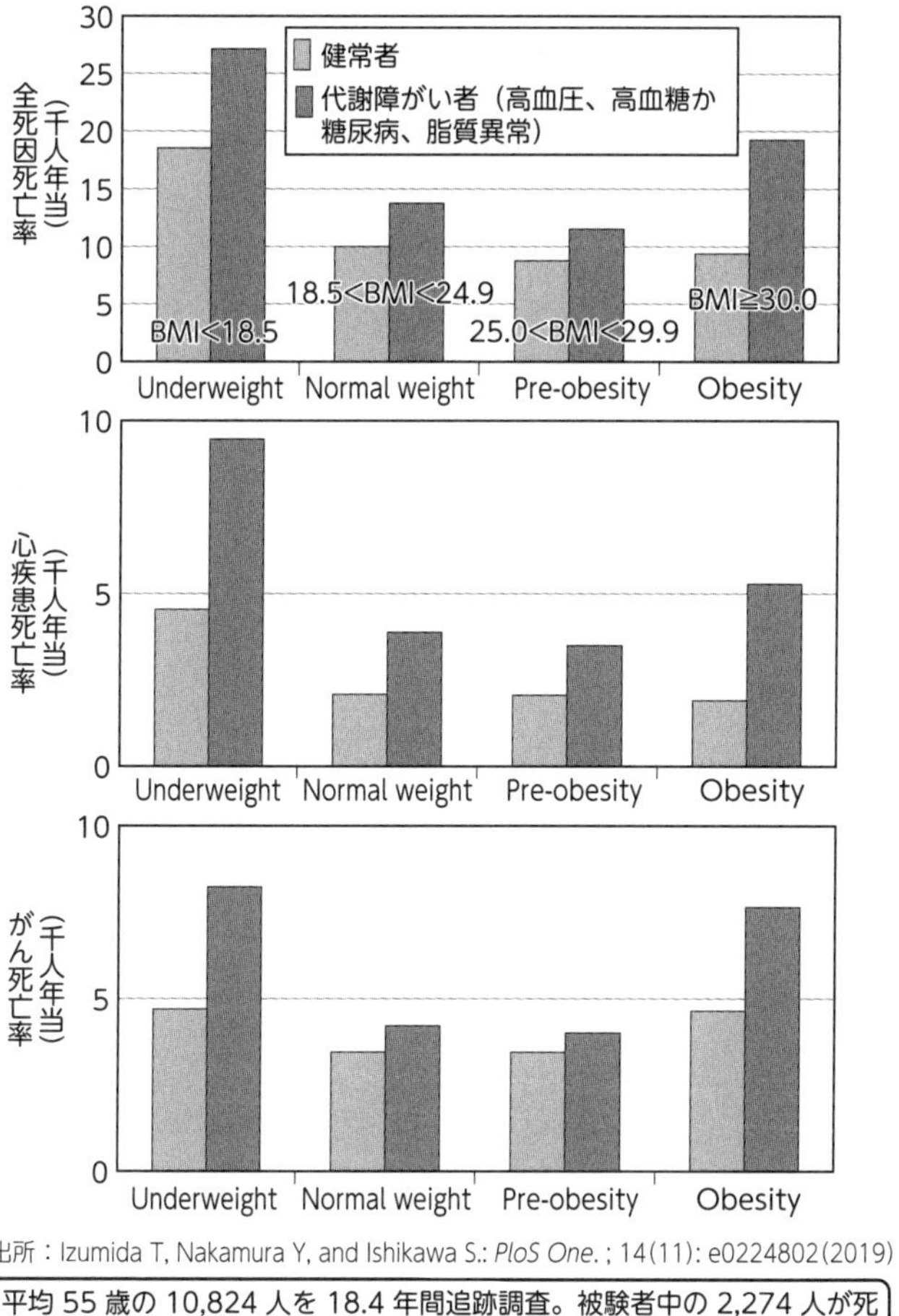

出所：Izumida T, Nakamura Y, and Ishikawa S.: *PloS One.* ; 14(11): e0224802(2019)

平均 55 歳の 10,824 人を 18.4 年間追跡調査。被験者中の 2,274 人が死亡した。

された『気がつけば、終着駅』（中央公論新社）の中で、降圧剤を飲んで血圧を測っているとお書きになっています。佐藤さんが生まれたのは1923年ですから、私よりも9歳先輩になります。佐藤さんは『九十歳。何がめでたい』の43頁で、読者に「佐藤さんの様に強く生きるコツを教えて下さい」と聞かれ、「そんなものあるかい」と答えながらも次のように語っていらっしゃいます。

「暴れ猪になって突進する」

本書では宗教家が極端に長生きなのは「精神力」が影響しているのではないかとお伝えしています。佐藤さんのようにタフな精神力を持って生きていると、神経活動を介して心身の活動が増すことによって、脳の神経細胞は高齢でも増殖し、免疫力を高めるＮＫ細胞（ナチュラルキラー細胞）が増えるとともに、脳の指令でｍＲＮＡを介して、テロメアを伸長させる酵素であるテロメラーゼの活性を高めることが、ハーバード大学医学部で確認されています。

１つ、恐れ多くも先輩に対してご提案するなら、佐藤さんは著書『九十歳。なにがめでたい』の中で「死ぬ前に食べたいものは？」という質問に対して「今でさえ食べたいものなんか何もないので死ぬときに食べたいものがあるはずはない」とおっしゃっています。

この点については、長年、栄養学に携わった人間としては一言言わざるを得ないわけですが、いくつになっても、バランスのよい食事をすることは元気に暮らす条件の1つですし、おいしいものを食べて喜びを感じることは、心身の健康によい効果をもたらすことになります。

第3章

食習慣については一家言あります

誰もが、知識を得て、実践するなら「健康長寿」を目指せる

ご存じのとおり、私の両親は栄養学者でしたから、「栄養」に配慮した食事を他の家庭に比べると摂取しやすかったのは間違いありません。でも、「両親が栄養学者であり、恵まれた環境で栄養価の高い食事をとり、大きな病気もなかったので長生きしている」というのは誤解です。

本書でも紹介しているように、香川家は戦争で多くのものを失い、戦争末期から戦後2年間ほどは他の方々と同じように厳しい食糧難を経験しています。また、母と姉が学園再建のため東京の仮校舎で過ごしていたため、私を含めた男兄弟だけで自炊していた期間もあります。さら

に、66歳から86歳までは大学の近くのアパートで一人暮らしをしながら自炊していますし、第2章で服用薬をご紹介したことからもおわかりのとおり、大きな手術もたくさん受けています。

にもかかわらず、92歳になっても元気に過ごせているのは、栄養学の知識を取り入れた食習慣を実践しているからです。そして、その食習慣は誰でも実行することができます。やるかやらないかの差だけなのです。

本章では、みなさんの健康に役立ちそうな情報をご紹介していきますので、ぜひ参考にして実践してみてください。

5グラム飲酒のすすめ

前章でお酒の話が出ましたので、まずは健康によいお酒の量を考えてみましょう。私はある程度飲める体質ですので、学内でパーティーがあると、人並み程度には飲むようにしています。とはいえ、毎日飲むことはありません。

お酒の量で参考になるのは、2024年2月に厚労省が発表した「健康に配慮した飲酒に関するガイドライン」です。人それぞれ体質も違いますから一概にはいえませんが、飲酒によって、臓器へ悪影響を与えたり、認知症発症の原因になったり、高血圧等のリスクが高まることが指摘されています。

また、高齢者や女性に関する記述も重要なポイントです。ガイドラインには、高齢者は「飲酒量が一定量を超えると認知症の発症の可能性が高まります」とあります。また、女性については、体内の水分量が男性に比べて少ない等の理由からアルコールの影響を受けやすく、肝硬変になるケースがあると書かれています。男女別の飲酒リスクの詳細については図表14をご覧ください。

とはいえ、ガイドラインには「お酒は、その伝統と文化が国民の生活に深く浸透している」とも書かれており、飲めない体質の人は別として、おいしいものを飲んだり、食べたりすることは心の栄養になるのも

図表14　我が国における疾病別の発症リスクと飲酒量（純アルコール量）

	疾病名	飲酒量（純アルコール量(g)）			
		男性		女性	
		研究結果	（参考）	研究結果	（参考）
1	脳卒中（出血性）	150g/週	(20g/日)	0g＜	
2	脳卒中（脳梗塞）	300g/週	(40g/日)	75g/週	(11g/日)
3	虚血性心疾患・心筋梗塞	※		※	
4	高血圧	0g＜		0g＜	
5	胃がん	0g＜		150g/週	(20g/日)
6	肺がん（喫煙者）	300g/週	(40g/日)	データなし	
7	肺がん（非喫煙者）	関連なし		データなし	
8	大腸がん	150g/週	(20g/日)	150g/週	(20g/日)
9	食道がん	0g＜		データなし	
10	肝がん	450g/週	(60g/日)	150g/週	(20g/日)
11	前立腺がん（進行がん）	150g/週	(20g/日)	データなし	
12	乳がん	データなし		100g/週	(14g/日)

注：上記の飲酒量（純アルコール量）の数値のうち、「研究結果」の欄の数値については、参考文献に基づく研究結果によるもので、これ以上の飲酒をすると発症等のリスクが上がると考えられるもの。「参考」の欄にある数値については、研究結果の数値を元に、仮に7で除した場合の参考値（概数）。「0g<」は少しでも飲酒をするとリスクが上がると考えられるもの。「関連なし」は飲酒量（純アルコール量）とは関連が無いと考えられるもの。「データなし」は飲酒量（純アルコール量）と関連する研究データがないもの。「※」は現在研究中のもの。なお、これらの飲酒量（純アルコール量）については、すべて日本人に対する研究に基づくものとなります。
出所：厚生労働省「健康に配慮した飲酒に関するガイドライン」

また事実です。ここまで「リスク」にばかり注目してきましたが、実は、微量（1日5グラム）のアルコールは認知症、軽度認知障害に有益というデータもあります。

栄養指導という観点では、平均的な日本人は1日に純アルコール20グラム以下であれば適正とされています。お酒の種類によって、アルコール度数が違いますから、20グラムがどのくらいかを把握できるよう、いくつか列挙したいと思います。

ビール（度数5％）↓中瓶1本（500ミリリットル）
日本酒（度数15％）↓1合（180ミリリットル）
チューハイ（度数7％）↓1缶（350ミリリットル）

ワイン（度数12％）↓グラス２杯（２００ミリリットル）
焼酎（度数25％）↓グラス２分の１杯（１００ミリリットル）
ウイスキー（度数40％）↓ダブル１杯（60ミリリットル）

長寿食の研究

１９７６年、私が翻訳を担当した『世界の長寿村　百歳の医学』（アレキサンダー・リーフ著、女子栄養大学出版部）。著者のリーフ教授はハーバード大学の医学部長で、同書執筆にあたり、長寿地域沖縄を調査しています。その際、女子栄養大学出版部の岸朝子編集長（当時）も同行していますし、私は自治医科大学の学生たちと共に日本の長寿地域を調査しました。その後、私は西表島等の長寿の離島におけるＤＨＡ摂取の欧文論文を執筆するなど、長寿と食に関する研究をずっと続けてきました。

そうした一連の研究で私が辿り着いた結論は、健康長寿につながる食というのは、地域ごとの食生活、さらに遺伝子的な特徴によって左右されるということです。

そのうえでいえることとは、日本食には塩分が多いなどの欠点もありますが、２０１３年にユネスコの無形文化財に登録された「和食」を、さらに健康に資する形で提案することは可能だということです。農林水産省は、ユネスコに登録された「和食」について、「南北に長く、四季が明確な日本には多様で豊かな自然があり、そこで生まれた食文化もまた、これに寄り添うように育まれてきました」と説明したうえで、サイトで4つの特徴を挙げています。

（1）多様で新鮮な食材とその持ち味の尊重

日本の国土は南北に長く、海、山、里と表情豊かな自然が広がっているため、各地で地域に根差した多様な食材が用いられています。また、素材の味わいを活かす調理技術・調理道具が発達しています。

（2）健康的な食生活を支える栄養バランス

一汁三菜を基本とする日本の食事スタイルは理想的な栄養バランスと言われています。また、「うま味」を上手に使うことによって動物性油脂の少ない食生活を実現しており、日本人の長寿や肥満防止に役立っています。

（3）自然の美しさや季節の移ろいの表現

食事の場で、自然の美しさや四季の移ろいを表現することも特徴のひとつです。季節の花や葉などで料理を飾りつけたり、季節に合った調度品や器を利用したりして、季節感を楽しみます。

（4）正月などの年中行事との密接な関わり

日本の食文化は、年中行事と密接に関わって育まれてきました。自然の恵みである「食」を分け合い、食の時間を共にすることで、家族や地域の絆を深めてきました。

図表15　地中海食ピラミッド

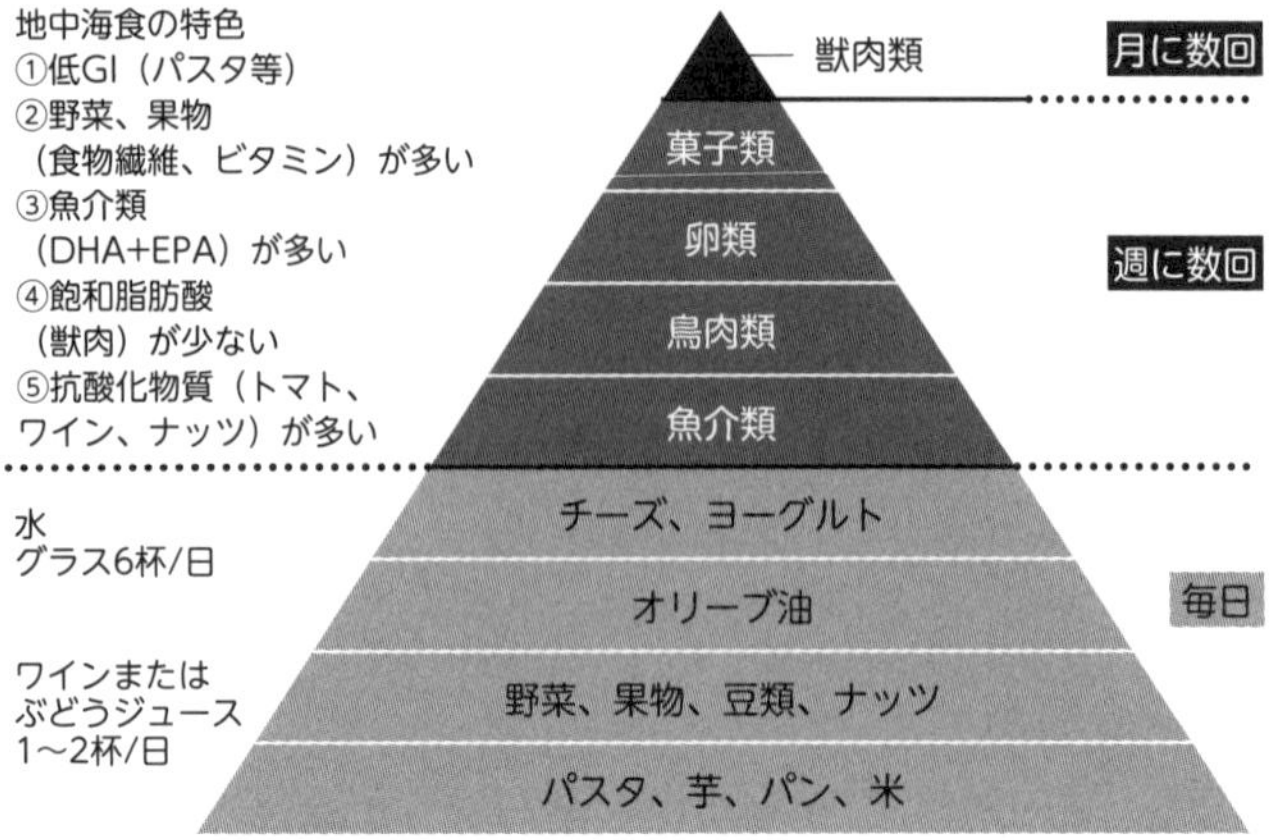

図表16　日本食ピラミッドの提案

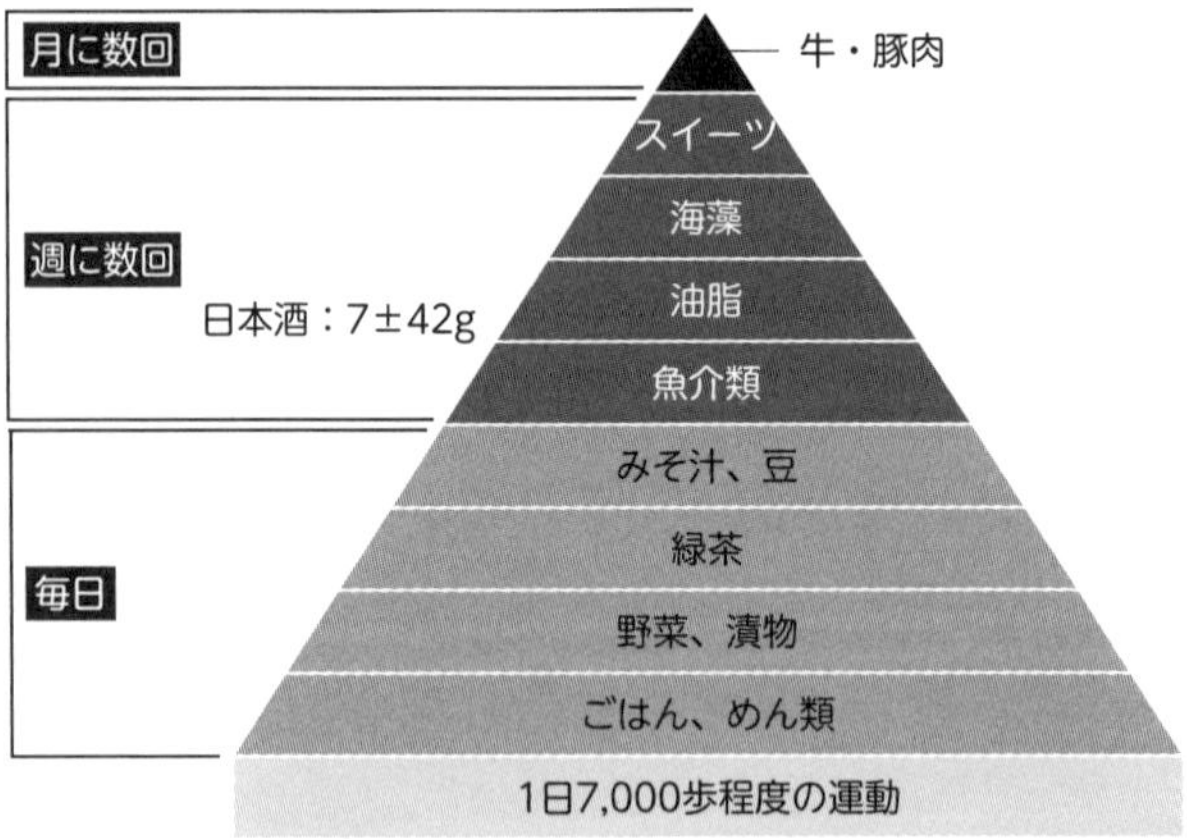

出所：香川靖雄『栄養と料理』2022年8月号、94-97頁

図表15は、スコアが高いほど、認知症や糖尿病などの疾患にかかりにくく、健康寿命が長いとされる「地中海食」の特徴です。そして、図表16が、日本食ピラミッドの提案になります。日本食が「完璧」というわけではありませんが、本書でご紹介しているように、日本食をベースにしながら、遺伝子、年齢を考慮して、葉酸を積極的に摂取したり、魚料理を今以上に食べるようにすれば、健康寿命を延ばすことができると私は考えています。

私が魚料理を人一倍食べる理由

第2章でもお話ししましたが、私を含めた日本人の6割は、遺伝子的に魚類を多く摂取する必要があります。ですから、私も日野原先生を見習って、人一倍魚を食べるようにしています。

図表17は、魚介類の摂取と認知症の関連を表したものになります。この図表から読み取れるのは、魚介類を多く摂取することで、認知症のリスクを大幅に下げられるということです。

ポイントとなるのは、魚介類に含まれるEPAやDHAです。これらは、海藻類を除く植物性食品には含まれていません。だからこそ、魚介類の摂取が重要になってくるのです。

私が出演したNHKの番組『ヒューマニエンス 40億年のたくらみ』の「『おいしさ』ヒト進化のスイッチ」（2024年5月11日放送）でも

図表17　魚介類の摂取と認知症の関連

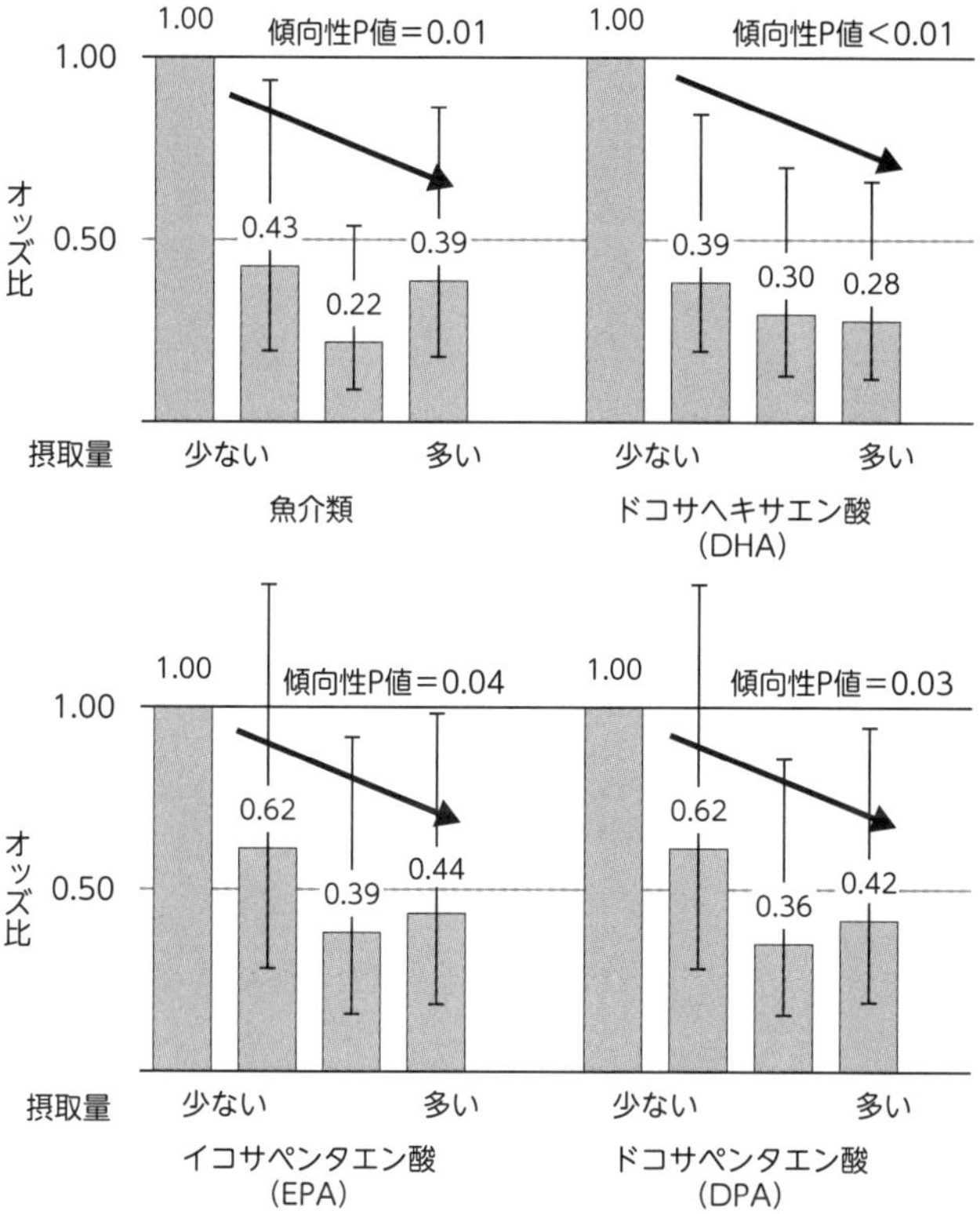

Nozaki S, et al.：*J Alzheimers Dis*, 79(3):1091-1104(2021) をもとに著者作成

認知症のリスクは魚介類摂取量最小群（中央値56g/日）を1とすると最多群（中央値82g/日）では0.39まで下がる。

日本の青少年は魚介類は30g/日しか摂らない。日本の平均摂取量は50g/日であり、既にリスクが高い傾向にある。

取り上げましたが、実は、牧草食の牛などの家畜の肉にはＥＰＡやＤＨＡがたくさん含まれています。しかし、私たちが口にする機会の多い穀類食の家畜の肉の場合、ＥＰＡやＤＨＡの量は４分の１〜５分の１に激減します。家畜だけでなく、私たちの研究では、十数年前に比べて、母乳に含まれるＤＨＡが半減していることがわかりました。

ただ、先ほど「日本人の６割」と表現したように、残りの４割の人は遺伝子的にアルファリノレン酸からＥＰＡ・ＤＨＡを合成することができます。また、魚を食べない地域に暮らす人や菜食主義の人たちもしかりです。

精神栄養学のすすめ

本書では一貫して、これからは「精神活動」の度合いがますます増え、それに見合った栄養を摂取する必要性が高まるという立場で、さまざまなデータをご紹介しています。

この項目では「脳のエネルギー源と栄養」について解説したいと思います。人間の脳の重量は体重の２％程度である一方、使用するエネルギーは全体の20％にも及びます。脳は血糖をエネルギー源にしているため、ある程度の血糖値を維持する必要があります。本書で朝食の重要性を何度も説いているのはこのためです。

【１００ミリグラム／デシリットル】食後血糖値として最適

【60ミリグラム／デシリットル】疲労感を覚え、事故を起こしやすくなる

【30ミリグラム／デシリットル】昏睡状態に陥る恐れあり

一時的ではなく、軽度低血糖が慢性化すると、認知症やうつ病になるリスクも上がってしまいます。

では、エネルギー源となればなんでもよいかといえば、そうではありません。理想的なのは、血糖値の変動がゆるやかな「でんぷん」です。反対におすすめできないのは、短時間に血糖値を上げてしまう高砂糖食

です。

ここまで本書を読めば、もうおわかりだと思いますが、パンとジュースだけの朝食では、血糖値を上げることはできても、作業力、記憶力、論理思考といった機能を発揮するには十分ではありません。

図表18は、みそ汁や野菜などがそれぞれの機能にどのような影響を与えるかを表現したものになります。繰り返しになりますが、本書でバランスのよい食事を何度もすすめている背景にはこのようなデータがあるからなのです。

図表18　食事内容と認知機能の関連

↑ 有意な正相関
↓ 有意な負相関

	全能	前頭前野			頭頂連合野			側頭連合野
	作業力	記憶力	言語操作	論理思考	空間認知	図形開演	立体回転	図形操作
生活習慣内容	Digit-Symbol	数唱課題	概念課題	配列課題	迷路課題	2D課題	3D課題	マッチ課題
朝食パン食	↓	↓	↓	↓	↓	↓	↓	↓
朝食みそ汁摂取		↑	↑	↑		↑		↑
朝食ジュース摂取	↓	↓	↓	↓		↓	↓	
朝食紅茶・コーヒー摂取	↑	↑	↑	↑	↑		↑	↑
朝食日本茶摂取	↑	↑	↑	↑	↑	↑	↑	↑
朝食野菜摂取	↑	↑	↑	↑	↑	↑		↑
朝食おかずなし	↓	↓	↓		↓	↓	↓	↓
朝食の楽しみの多さ	↑	↑	↑		↑		↑	
間食をとる	↓	↓	↓	↓	↓	↓	↓	↓
手作り食事の割合多		↑	↑	↑	↑	↑		↑
食事中に母親と会話が多い	↑	↑	↑	↑	↑		↑	↑

出所：東北大学加齢医学研究所 川島隆太教授調査研究（2004年公表）より

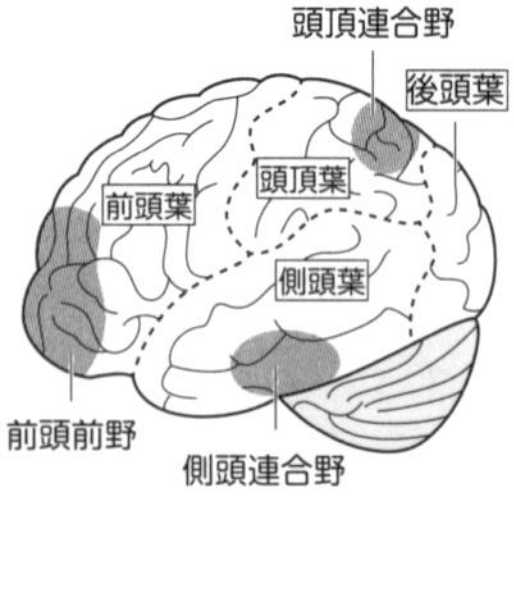

アパート暮らし時代の私の朝食を公開

本章の最後に、1998年から2018年までの約20年間、自炊していた頃の私の朝食をご紹介しましょう。

（洋風朝食）
【主食】ピーナッツバター、バター、ジャムをつけたトースト（あるいは、パン粥、ホットケーキ）
【1群】オムレツ、牛乳、チーズ
【2群】薄切りハム1枚（あるいは、小さなウインナー）
【3群】サラダ（レタス、トマト、キュウリなど）、ミックスベジタブ

ル（冷凍）、シチュードフルーツ（果物を砂糖とワインで煮たコンポート）

（和風朝食）
【主食】ご飯（お粥＋佃煮）
【1群】目玉焼き（あるいは生卵）、牛乳
【2群・3群】みそ汁（野菜入り）、浅漬け、海苔、納豆
【飲み物】緑茶

第4章

運動も趣味も自分のペースで

歩くスピードは決して速くありません

運動については、第2章であらかたお伝えしましたので、ここではかいつまんでお伝えしましょう。

ここまでお読みになった読者の方はご存じのとおり、私は現在栃木県に住んでいて、自動車免許も返納していますので、大学に向かう際は、駅まで家族の車で送ってもらっています。

そこから電車を3つ乗り継いで、大学の最寄り駅に降り立ったら、そこから再び歩いて大学に向かい、3階にある研究室まで階段を上がって辿り着きます。

さすがに90歳を過ぎてくると、杖の力を借りますし、歩みも決して速くはありません。ただ、それでもできる限り体力を維持できるよう、ゆっくりでも歩くことを習慣化しています。

学生時代はバスケットをしていましたが……

少し昔話をすると、私は学生時代にはバスケットボールをしていました。２０１６年には男子のプロバスケットボールリーグのＢリーグがスタートし、東京五輪では女子代表が銀メダルを獲得するなど、近年、人気が高まっており、観戦された方も多いことでしょう。

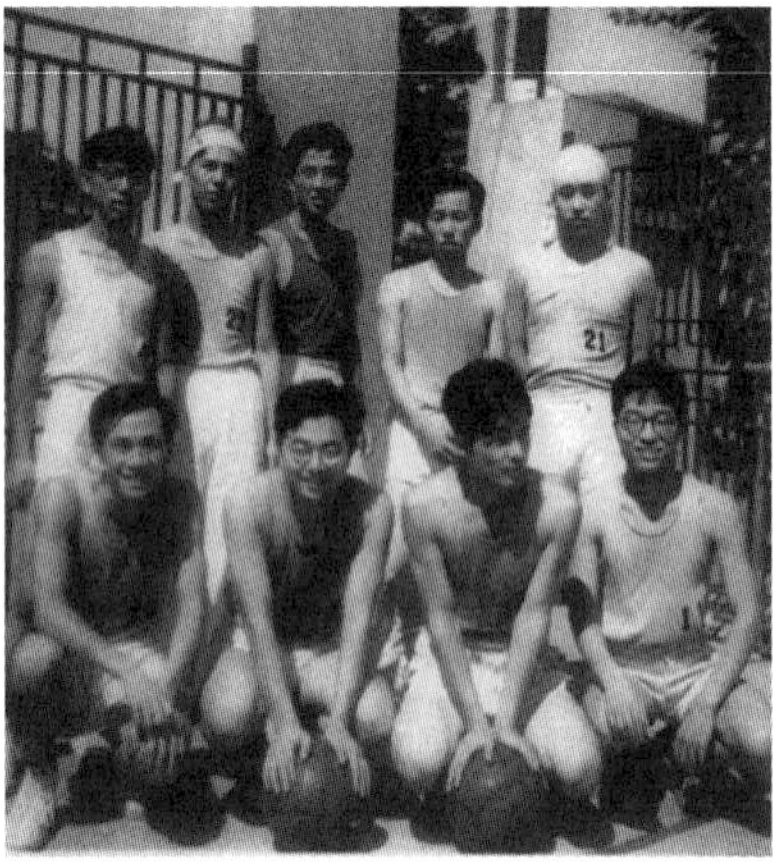

前列の右から１番目が私

ただ、バスケットボールは非常に激しいスポーツですので、高齢者にはあまりおすすめできません。身体への負担や怪我のリスクといった観点に加え、寿命の回数券であるテロメアは過激な運動によって短縮すると考えられているからです。ただ、高齢者が安静を続けることでもテロメアは短縮するため、おすすめは有酸素持久運動です。

手軽な運動の代表格は、ウォーキングです。ただし、ウォーキングなどの有酸素持久運動だけでは肥満は防げても、筋力の増加は見込めません。ですので、ウォーキングに加えて、ダンベルのような抵抗力運動、柔軟体操、平衡体操を適度に行なうことが必要になります。

プールに足を運ぶ必要はありますが、水泳もおすすめです。あとは、恩師のボイヤー先生が90歳を過ぎてもテニスをされていたこと、上皇陛下、上皇皇后陛下も80代でテニスをプレーされていたことを考えると、テニスも選択肢の1つになりそうです。

超人たちの運動習慣

先述しましたように、激しい運動はあまりおすすめできませんが、世の中には高齢になっても超人的な体力で活躍されている方もいらっしゃいます。

たとえば、1932年生まれで登山家の三浦雄一郎さん。2003年には、70歳で世界最高峰のエベレスト登頂に成功。その後も、75歳、80歳時にも登頂に成功しています。スキーといえば、今年、東大医学部の同窓会である鉄門倶楽部に出席した際、同級生の中條元東大病院長が「今年もスキーに行ってきた」と話していました。

スポーツといえば、野球、サッカー、バスケットボールなど、日本代表戦はよくテレビで観ます。私のフェイスブックをご覧いただければわかりますが、サッカー日本代表がイラクを破り、パリオリンピックの出場を決めた試合は大いに盛り上がりました。また、私も学生時代にやっていたバスケットボールも男女共に盛り上がっていて、男子のチームが48年ぶりに自力で五輪出場を決めた試合は手に汗握りながら観戦したものです。

空襲によって一変した香川家の暮らし

趣味について話すには、東京大学の学生だったころまでさかのぼる必要があります。そして、大学時代の話をするには、当時の日本の置かれた状況についても説明しなければなりません。

私が生まれた次の年である１９３３年、母・香川綾が香川栄養学園の前身である家庭食養研究会を父と設立しました。研究と学園経営に多忙な両親のもとで、姉と2人の弟と楽しく暮らしていましたが、1941年、戦争が始まりました。

私を含めた3人の兄弟は軍人になることを志し、学園については姉が継ぐことに決まっていましたが、1945年4月にアメリカ軍によって行なわれた城北大空襲によって、私たち一家は家も学校も家財も失いました。そして、赤城山の麓に学園と一緒に疎開する中、父は過労により他界。それでも戦争は続いていましたので、私たち子どもも、疎開先の前橋中学の校庭で、敵軍の戦車の侵攻を対戦車用の地雷で阻止する教練に参加したりして過ごしていました。

8月15日――。終戦の詔勅を、燃える伊勢崎市を見ながら迎えた私たちは、しばらく疎開学園と共に赤城で過ごし、前橋中学に通いました。浦和の農場校舎に移ってからは、母と姉は東京の仮校舎に住み、男の兄弟3人は浦和で生活したあとに、東京に移りました。

その後の私はといえば、戦災後の小石川高校仮校舎で学び、東京大学に入学。香川家は戦争で何もかも失っていましたし、父を失ったにもかかわらず、母は借金をしてまで女子栄養短期大学を創設。しかも、定員100名のところ、志願者はわずか20名ほど。それでも、先生方に給料を払いながら運営を続けなければなりませんから、母は本当に疲労困憊していました。疲労困憊する母を見た私は、「万が一のことがあれば、私が兄弟の生活を支える役目を担わなければならない」と覚悟を決めました。

当時の初任給は、おおよそ1万円。でも、それでは家族を養うのは難しいと考えた私は、国が力を入れていた鉱山の仕事に活路を見出します。危険が伴う仕事ということもあり、鉱山技師の初任給は4万円だったのです。

鉱山で研修した際に見つけた趣味

ここから趣味の話になりますが、日立の銅鉱山で研修をしている際、宝石としてはガーネットと呼ばれるザクロ石が出てきたのです。それ以来、私の趣味の1つに、鉱物のコレクションが加わりました。アメリカ

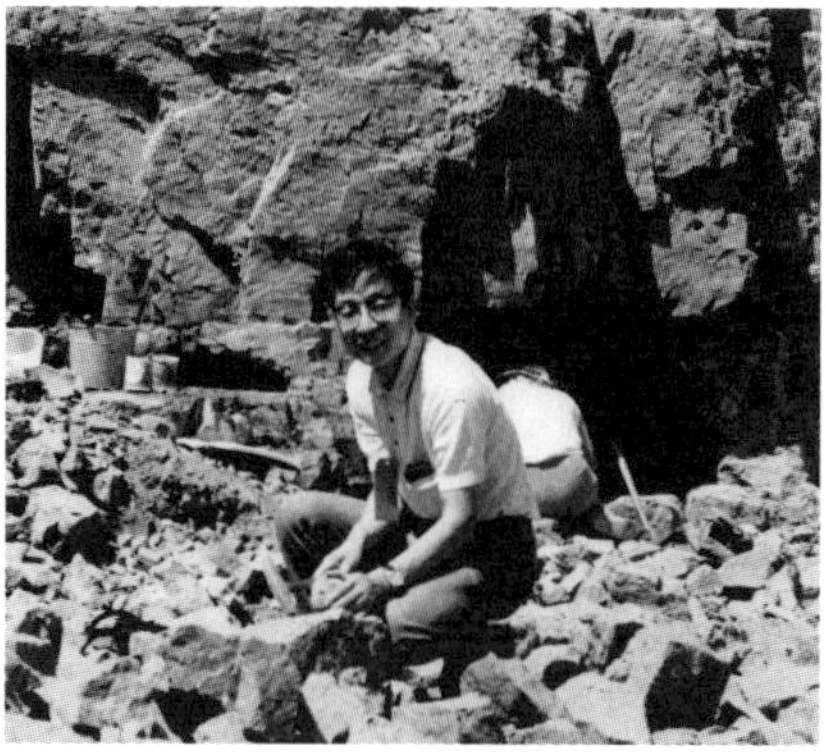

1972年５月、アメリカでヘルキマーダイヤモンドを掘り当てました

では、コーネル大学から高速道路で、ヘルキマーダイヤモンドを掘りにいきました。写真はそのときのものです。

その趣味は今現在も続いており、自宅の客間には、日本だけではなく、アメリカに行った際にも集めた鉱物のコレクションが所狭しと並んでいます。テレビ番組もニュースの他によく観るのは、鉱物や宝石の番組というくらい鉱物には目がありません。せっかくですので、私のコレクションの一部を本書のカラーページでご紹介していますのでご覧ください。

人の本音を聴き喜ばせる楽しみ

欧米人と違って日本人は謙虚で大人しく、心に思っていることを普段は話さないのです。

私が女子栄養大学に奉職したとき、最初にとりかかったのは近くのアパート探しでした。女子学生が私のことを好きになったら一大事ですから、大学のみなさんが、近くの「養老乃瀧」という酒場が1階にあるアパートを探してくれました。それを伝え聞いたユーモアのある先輩は

「香川がそんな心配をする必要はない」とおもしろがっていました。

さて、その３階に住んでいると「昨夜は大学の悪口が聞こえたでしょう？」と女傑の教授が話しかけてきます。無論、３階まで聞こえるはずはないのですが、宴会がはねると、みな外に出て、若い社員までが大声で「社長！」などと、お酒で抑制がとれて本音を話すのが聞こえて楽しいのです。

一方、私は、みなから敬遠されている怖い孤独な先生とお話しする趣味があります。学生も同僚の教授も恐れる「自治医科大学３奇人」に私が優しく接して、みなさんが困っている事柄に話を付けるのを楽しみにしていました。

小澤征爾の音楽を聴きにタングルウッドへ

私は小さなころからクラシックファンで、今でもクラシックはよく聴きます。幼稚園の同級生だった音楽家の岩城宏之の影響もあり、コンサートにもよく出かけましたが、最近は、テレビやインターネットで気軽に聴けますので、自宅で仕事をしながら聴くことも多くなりました。

アメリカの大学で働いていた頃は、小澤征爾さんが指揮をするコンサートがあるということで、タングルウッドの野外音楽会に出かけたこともあります。タングルウッド音楽祭は毎年夏にマサチューセッツ州の西部で開催され、さまざまなジャンルの音楽が演奏されます。当時私は、

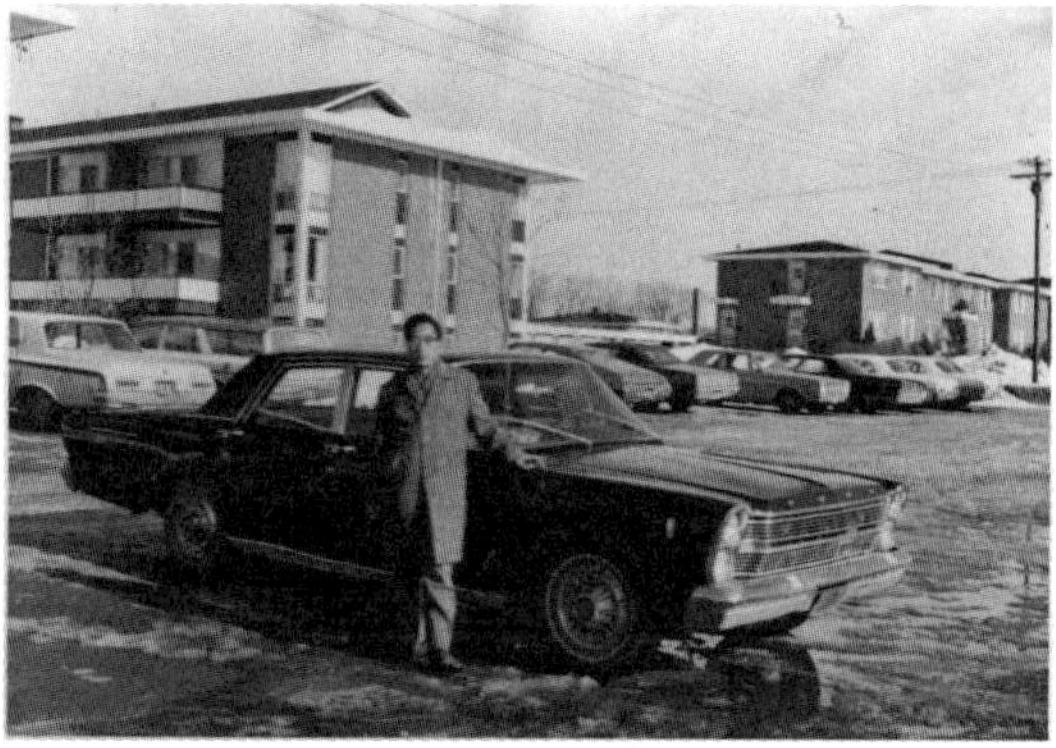

コーネル大学の当時の宿舎と愛車のフォードのギャラクシー（8気筒）

8気筒のエンジンがついていて、いざとなればキャンピングカーもひけるくらいの馬力があるフォードのギャラクシーに乗っていました。その車で妻と一緒に高速道路を飛ばしていろいろな場所に出かけたものです。

クラシックを聴くと、その時々のことが思い出され、たとえば、自治医科大学の管弦楽団が式典の際にモーツァルトのディヴェルティメントを演奏することがあるのですが、その際はいつも初代学長の中尾喜久先生のことを思い出します。

ジャズも好きです。ジャズとの出合いは医学部の2年生のときで、映画『グレン・ミラー物語』を観て以来、ジャズが大好きになりました。映画は、トロンボーン奏者、ビッグバンドのリーダーとして活躍したグレン・ミラーの半生を描いたものです。ちなみに、自治医科大学のジャズオーケストラの育ての親は2期生の寺門道之先生で、自治医科大学の校歌を作曲したのも彼です。寺門先生とは今でも頻繁に連絡をとりあっており、長い付き合いが続いています。

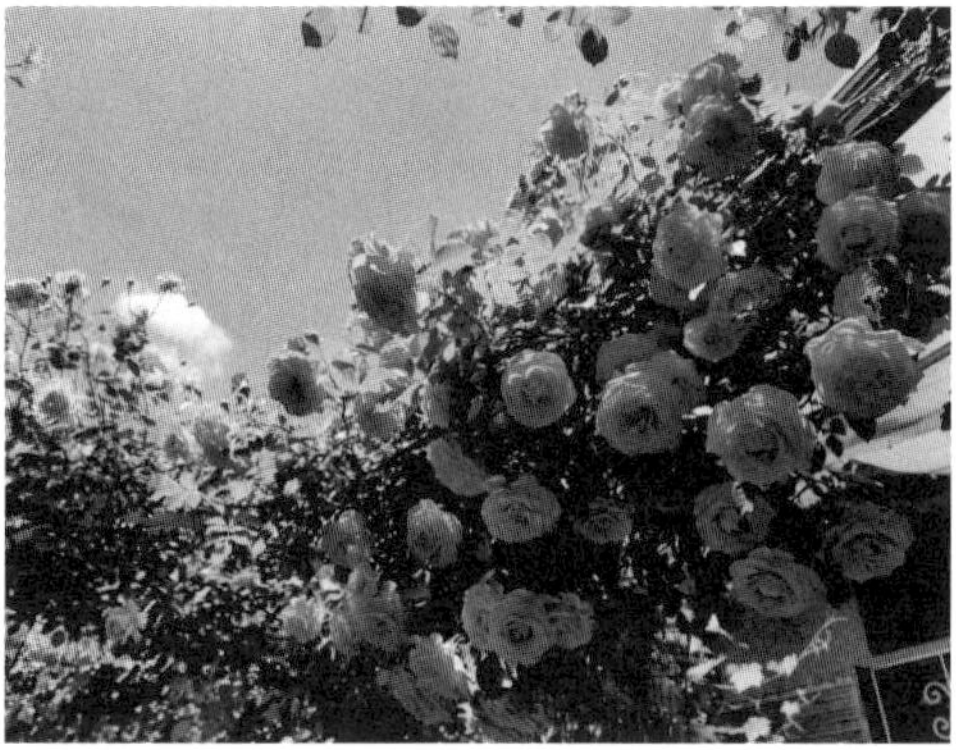

益子町の川田ローズガーデン

季節の風物詩、花を求めて散歩に出かける

趣味というほどでもありませんが、桜、チューリップ、バラ等々、季節の花を見に散歩にはよく出かけます。今年４月には近くの公園にチューリップを見に行きましたし、５月には300品種、330本のバラが咲く益子町の川田ローズガーデンを鑑賞しました。

こどもの日には、栃木県内の鯉のぼり、鯉の川下りを見に行きました し、七夕の季節に自治医科大学附属病院の受付に飾られる短冊を見るの も恒例行事です。短冊には、ご自身の手術の成功、ご家族の健康を祈る 言葉が並んでおり、みなさんの願いが神に届くよう毎年お祈りしていま す。

92歳となった今、少し遠出することはあっても、世界を飛び回ること はありません。ただ、旅券はまだ有効ですから、いつかはまた海外に行 ってみたいと思っています。ちなみに、私の机の引き出しには各国のコ インがたくさんしまってあります。

人と出会い、人と話し、人と再会する

長年、教育に携わっていることもあり、懇親会、歓迎会、送別会、同窓会といった会にもよく参加しています。今年４月、17名の大学院生が入学した際の歓迎会にも参加しました。

大学院にはさまざまなバックグラウンドをもった人たちが集まります。講義や討論だけでなく、食事をしたり、お酒を飲んだりしながら直接コミュニケーションしなければわからないことがたくさんあるのです。

第5章

人生の「幸せ」とは何か

教室員との温かい交流

私の研究者人生は東大の大学院から始まりました。みなで心を合わせて研究の目標に邁進し、ときどき自宅で楽しいパーティーを開き、多くの教室員と親しい研究生活を送ったものです。そして、誰もが明るい将来を築いたのです。

みな、学内の教員宿舎に住んでいましたから、夕食後も教室に来て、実験や討議を楽しみました。この写真はみながうれしい万歳をしていますね。写真の後列右端は冨永現自治医大生化学教授、その隣は中西現東大医科学研究所長、その隣は太田元日本医大教授、前列右端は小林現桐

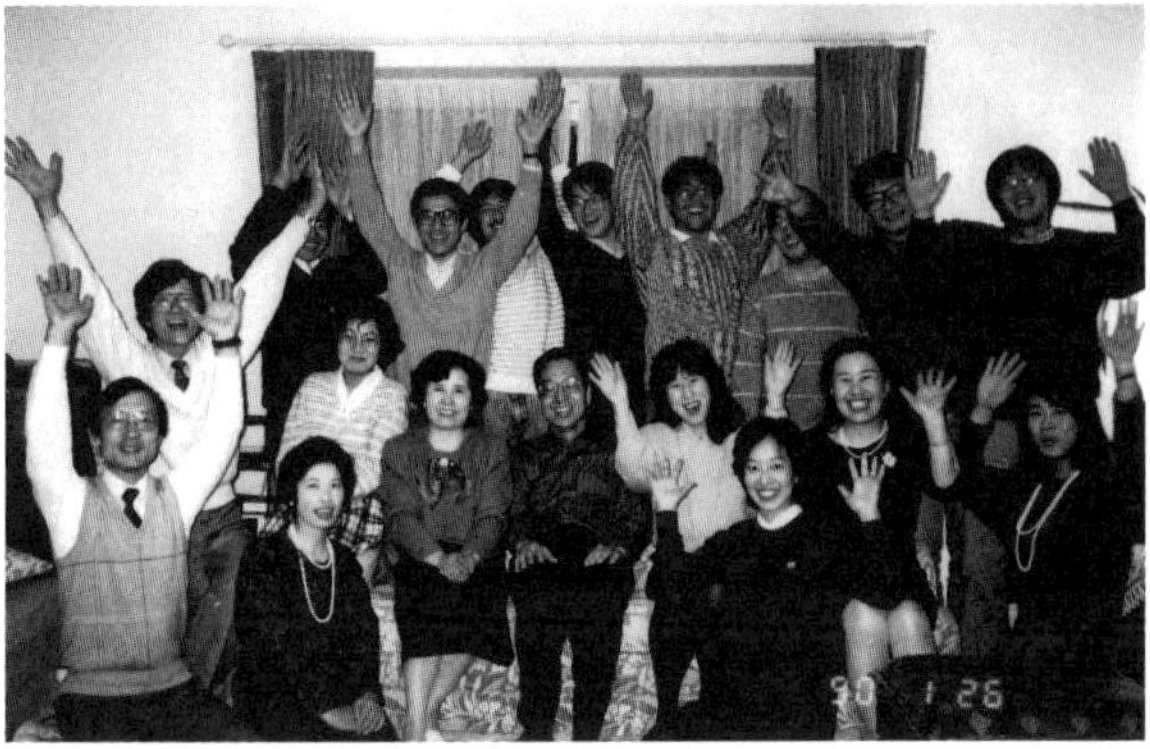

みなで万歳

生大学教授、隣は太田元筑波大学医学医療系長・教授、後列左端は平田兵庫県立大元理学部長など多数の人材が教室から巣立っていきました。みな、92歳の私に現在の生活を知らせてくれるのが本当に幸せなのです。

この写真には写っていませんが、自治医大卒業生の私の最初の大学院生だった柚﨑現慶應義塾大学医学部生理学教授は世界的な脳科学の研究で昨年紫綬褒章を授与されました。

その祝賀会に出て祝辞を述べたときには本当に幸せを感じました。

息子と家内との楽しい生活

家内は東大医学部生化学教室の技術員でした。明るい性格で几帳面ですから、1961年（昭和36年）に結婚して、日本でもアメリカでも私の実験を手伝ってくれました。職場でも家庭でも一緒の幸福な生活を送ってきたのです。

そして、アメリカで長男を懐妊して、その将来も考え、日本での生活を選びました。帰国後、1973年（昭和48年）に息子が誕生したときの喜びはたとえようがありません。東大で出産した際の主治医は、小石

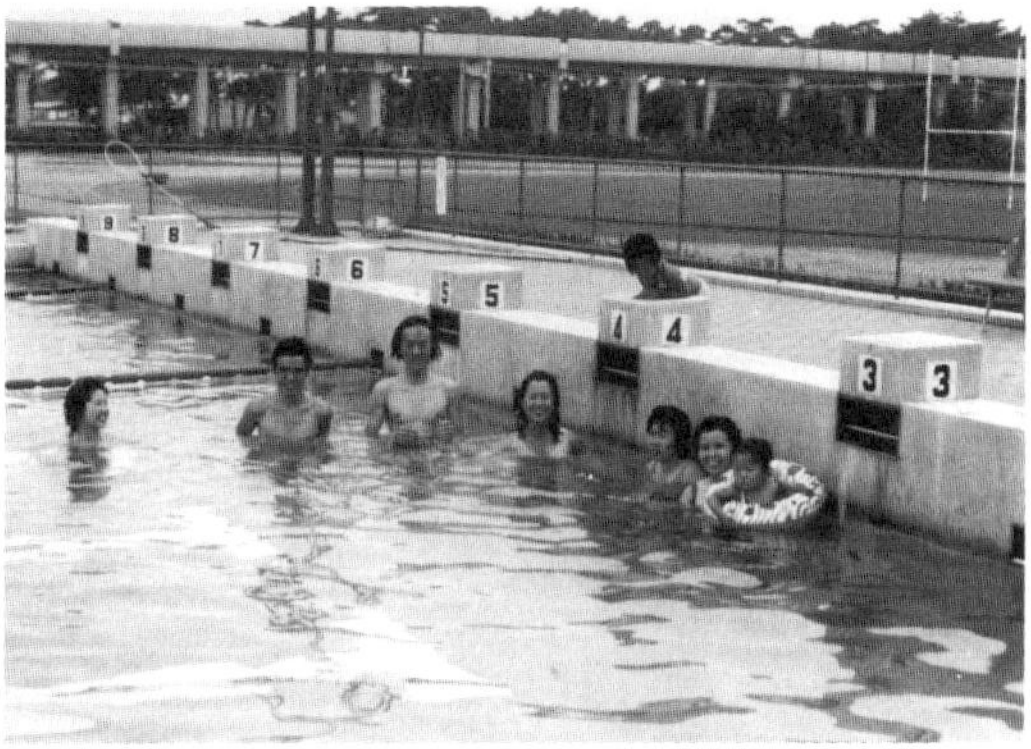

自治医科大学のプールでの１枚

川高校の同級生で一緒に医学部に進んだ泉先生でした。それからというもの、息子・家内と数々の楽しい国内、国外の旅行や行事を楽しみました。教員宿舎の教室員の家族と自治医科大学のプールで泳いだ写真はその一断面です。浮き輪に掴まっているのが幼い息子で隣が家内です。息子は大学院を出て一級建築士として働いています。結婚して家の近くに住み何かと私たちを助けてくれるのが本当に幸せです。

岩城宏之と日野原先生

第4章でも登場した友人の岩城宏之は、晩年、末期がんになってしまいます。普通であれば、入院させて制がん剤（抗がん剤）を投与して寿命を延ばすところを、主治医の日野原先生はそうはしませんでした。

「そんなことはしてはいけない。あなたにとっては音楽が命なんだから。痛みだけ止めてあげるから演奏しなさい」

結果、岩城は最後までオーケストラの指揮をすることができたのです。今でも思い出されるのは、ベートーベンの第一から第九まで演奏した年末の夜のことです。本当にすばらしい演奏で、大変感動しました。2年目の年末も、友人たちはみな心配していましたが、彼は見事ステージに立つことができました。彼のお別れ会では、彼が愛したベートーベンの第八の献奏が行なわれました。

ただ長生きするだけでは意味がない

日野原先生のお考え、そして岩城の生き方から思うのは、人間はただ長生きするのは意味がないということです。一人ひとりが一番望む人生を全うできるのが「幸せ」なのだと私は思います。

一人ひとりが望む人生というのは、絶対の「正解」があるわけではなく、臨床検査技師課程の医学概論の講義をする際などは、岩城の話を紹介するとともに、安楽死、臓器移植、尊厳死といったテーマへの賛成意見、反対意見をそれぞれ紹介するようにしています。

一人ひとりが望む人生を生きるための栄養

私たちはそれぞれ遺伝子も違えば、職業も違います。異なった環境で生活しながら、生涯を通して目標に向かって努力しています。その努力を続けるには、それに見合った栄養を摂取しなければなりませんが、「これが適正」と判断するのは容易ではありません。

遺伝子検査をせずに必要量を摂取するには、一番多くの栄養素を必要

図表19　脳死、安楽死、尊厳死（看護学生の調査結果）

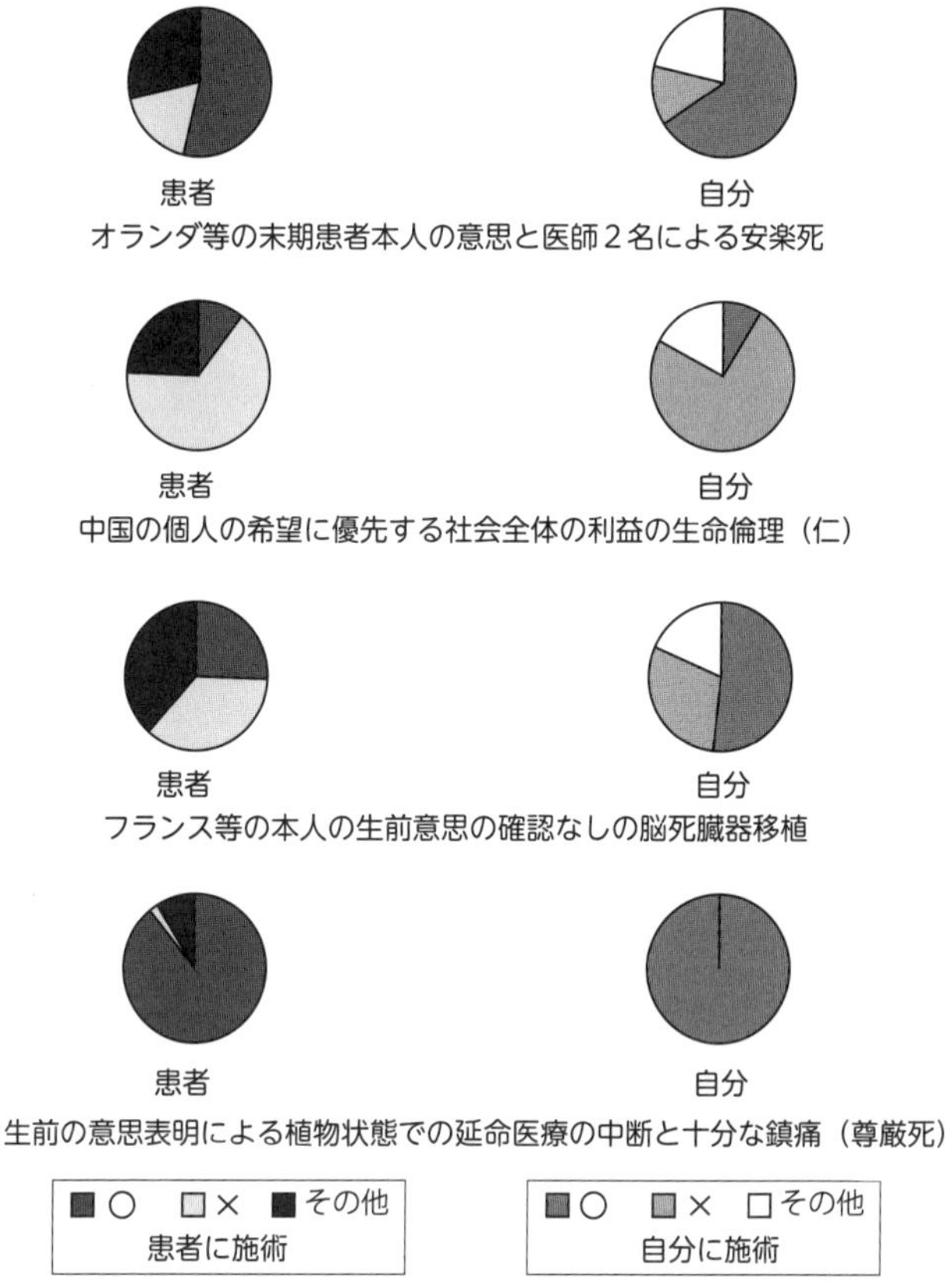

出所：香川靖雄 in 河田光博他編『医療概論』講談社（2017）

脳死、安楽死、尊厳死には意見が分かれ、正解はない。

とする「変異型ホモ」の基準量（葉酸400マイクログラム、魚100グラム等）を参考にするとよいでしょう。朝食は必ずとりましょう。夜遅くまで残業する人は夜食の前の時間、18時頃に軽い分食を摂ることをおすすめします。深夜に働く人は、昼間はカーテンを閉めて部屋を暗くして眠り、夜間に3食、なるべく規則的に摂るのがよいでしょう。食べる際はゆっくりと味わいましょう。主食より先に、副菜、主菜を食べてください。

1つ付言すると、バランスのよい食事をとるのは望む人生を生きるためであって、長生きが目標ではないと私は考えています。仕事の種類によっては、たとえば、短時間に強い力を出す力士等は寿命が短い傾向がありますが、だからといって、彼らは相撲をやめないでしょう。人生の目標は人それぞれが選択して、それに向かって励んでいけばいいのです。

怒るのではなく、幸福感を共有する

幸せの秘訣というほどでもありませんが、私は滅多に怒りません。激しく怒った出来事で思い出されるのは、大学紛争のときくらいです。

幸福感は共有できると私は考えています。講義をする際も、「わかりやすくて楽しい」「おもしろくてうれしい」と思ってもらい、教室全体に幸福感が共有されるように工夫しています（図表20）。幸福感が共有されれば、講義中の無駄なおしゃべりや居眠りを減らすことにつながり

図表20　2020年実施のオンライン授業の学生（39名）による理解度と興味度の評価

授業はわかりやすかったですか？

○ ①難解	0
● ②やや難解	9
● ③中程度	20
● ④判り易い	29
● ⑤大変判り易い	15

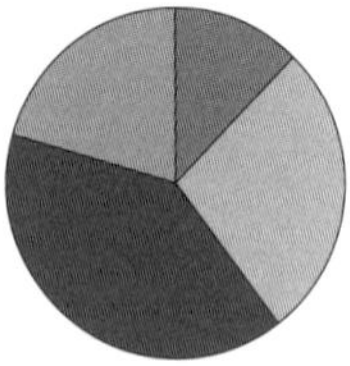

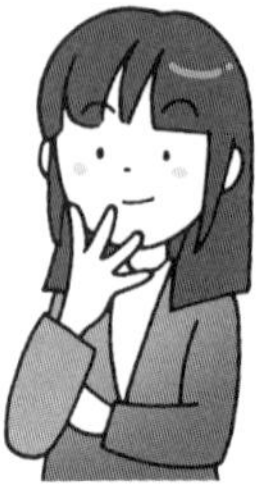

この授業に興味は持てましたか？

○ ①つまらない	0
● ②やや退屈	1
● ③中程度	1
● ④面白い	42
● ⑤大変興味が持てた	29

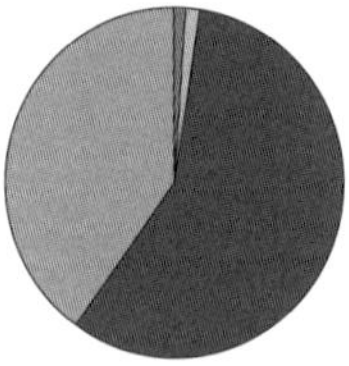

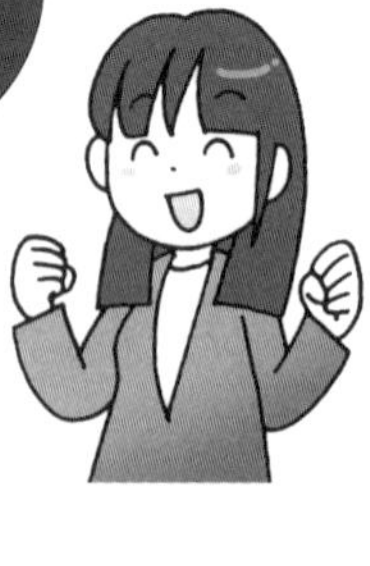

ます。

科学的には、「主観的幸福感」は他者への共感性に関連することが判明しており、「主観的幸福感」と「共感性」は脳の前頭前皮質の結合性に関連があるとされています。ただし、幸福感を共有する程度には個人差があります。それは遺伝子によって左右されます。

小難しい話は置いておくとして、いずれにしても幸福感は健康の維持によい影響を与えます。幸福ホルモンのドーパミンが増え、ストレスを感じたときに放出されるノルアドレナリンを減らすことになり、動脈硬化の予防にも有効です。

一部の人の幸福ではなく、全体の幸福を

前章でご紹介した川田ローズガーデンの入り口には寄付を募る箱が置いてありました。みなできれいな庭園を維持しようという発想はとても大切なことです。少し話は飛躍してしまうかもしれませんが、「フード・シチズンシップ」の話をしましょう。

フード・シチズンシップは、食を単なる商品として考えて、購買、消費する受動的な立場に甘んじることなく、民主主義的な政策による持続的で公平な食料システムを能動的に構築しようとする立場だと私は理解しています。たとえば、大量消費・大量生産される「食」は、価格やお

いしさを重視するあまり「健康」の視点が疎かになることがあり、私たちはシチズンシップによって修正を求めていく必要があるでしょう。

近現代史を振り返るだけでも、独裁者の食料政策によって多くの餓死者を生み出してしまったケースはいくつもあります。代表的なものとしては、ロシアのウクライナ侵攻で再び脚光を浴びることになった「ホロドモール」。当時、ソ連の支配下にあったウクライナでは、スターリンの政策によって、正確な死者数はわかっていないようですが、飢えが原因で数百万人が命を落としたといわれています。また、中国の毛沢東が行なった「四害駆除運動」ではスズメも駆除の対象となり、結果的に害虫による凶作をもたらし、数千万人規模の餓死者が生まれました。

先ほど、私は滅多に怒らないとお伝えした際、例外として「大学紛争」を挙げましたが、当時の日本の大学生の中には毛沢東を讃美し、安保闘争、大学紛争に身を投じる人も少なくありませんでした。

話をフード・シチズンシップに戻しましょう。食糧輸出国であるアメリカ、フランス、カナダ等とは異なり、主要食糧の自給率が極めて低い日本に暮らす私たちは、日本ならではのフード・シチズンシップを確立する必要があると私は考えています。決して独裁者や強欲な実業家の横暴を許してはいけません。

お金の話――医学部卒業は失業を意味していた

一時期、「老後2000万円問題」というフレーズがニュースで度々取り上げられていましたが、若い人も高齢者も、生きていくにはお金が必要です。

私がお金に苦労したのは、青年期からアメリカに渡るくらいまでの期間です。先述したように、アメリカ軍の空襲によって香川家はほぼすべての財産を失いました。その影響もあり、私は東京大学の教養学部理科2類に在籍中、兄弟を養うために初任給のよい鉱山技師になろうと研修に参加したほどでした。

また、医学部特有の問題もありました。当時、東京大学の医学部の学生にとって、卒業すなわち失業だったのです。卒業しても勤めるところがなかったからです。医局は戦地、韓国、中国から帰ってきた先生たちで満席になっていて、卒業生は無給医局員になるしか選択肢がなかったのです。

ですから、多くがアメリカを目指すことになり、結果、80人いた同級生のうち20人くらいが渡米し、そのうち8人はアメリカで向こうの人と結婚して、医学部の教授になって、亡くなるまでアメリカで暮らしていました。

私も無給医局員では暮らせませんから、渡米のため、聖路加国際病院に勤めました。聖路加は、カルテも英語で、患者さんとの会話も英語を使うので、英語を覚えるのによかったのです。そこで出会ったのが、恩師の日野原先生です。他の同級生の多くは、アメリカ軍の病院のインターンを経てアメリカに渡りました。

英語と日本語の違い

アメリカに渡ったあとは、研究だけでなく、セミナーもしなければなりませんから、ある程度、英語はできるようになりました。よく、「靖雄先生は英語がペラペラですね」とおっしゃってくださる人もいますが、個人的には、一応話せるレベルだと思っています。それでも、夢の中で人にぶつかったなら、日本語で「すみません」ではなく、英語で「エクスキューズミー！」と言えるくらいにはなりました。

最初にアメリカに行ったとき、電話が鳴って、「フォンコール！」と言われると、アメリカ人は「カミング！」と言うのには驚きました。日本人であれば「今、行きます（ゴーイング）」と言うでしょう。また、アメリカで免許を取得する際は、自動車関連の用語も日本とはずいぶん違うので苦労しました。たとえば、アメリカでは、タイヤがパンクすることを「フラット タイヤ」と言いますし、「ハンドル」ではなく、「ホイール」で、車を前に動かすことは「プル ザ カー」です。馬車でひいていた時代の名残でしょうか。

一番苦労したのは、ヒアリングでした。話す分には下手な英語でも、相手もなんとか理解しようと努めてくれますが、本物の英語を早口で言われると、最初のうちは聞き取れなかったものです。

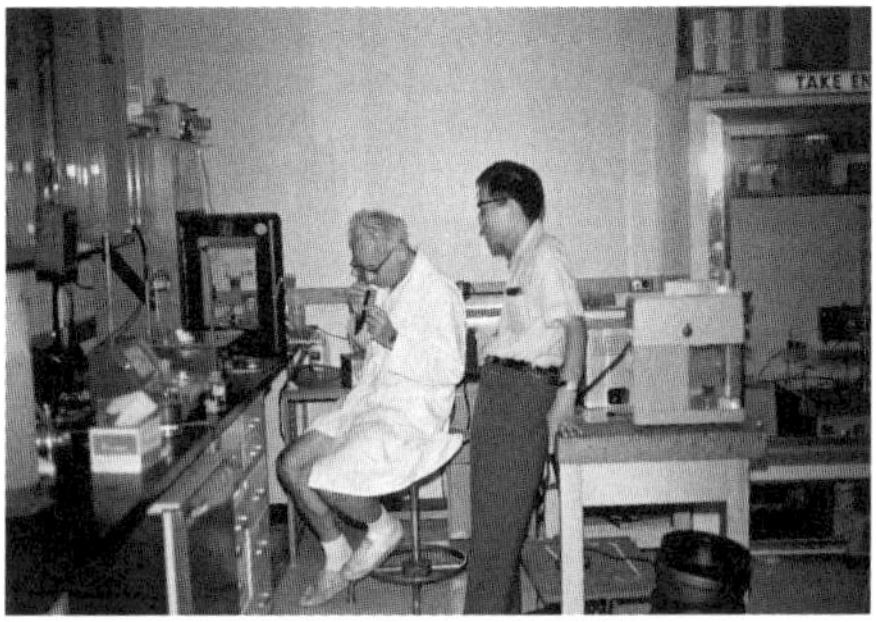

テニスから帰ってきて運動靴のまま白衣を着て私と一緒に実験するラッカー先生。先生と私と妻と金髪のアンという技師のいた教授実験室。

アメリカの大学の初任給に驚く

話が脱線してしまいましたので、「お金」の話に戻しましょう。私は幸運にも、日米の教育交流の一環として運営されている「フルブライト・プログラム」の奨学生に選ばれ、最初の渡米時に、恩師であるラッカー先生にお会いすることができました。エフレム・ラッカー先生はその後コーネル大学に移ることになりますが、そのタイミングで「もう一度アメリカに来てくれ」と私を誘ってくださったのです。

当時の私は28歳。ラッカー先生の推薦で博士研究員（ポストドクトラルフェロー）になった私の初任給は１０００ドルでした。その頃の為替は1ドル３６０円ですから、１０００ドルは日本円に換算すると36万円です。日本の大学の助手の初任給が1万円でしたから、アメリカの物価は高かったとはいえ、３年分の給料が毎月振り込まれるようなものでした。

当然ですが、教授会に出たり、論文を書いたり、英語でゼミをしたりとしっかりと働いて、成果を出さなければいけません。ただ、アメリカではいい論文が受理されれば、大学の事務から「来月から給料を上げてやる」と電話がかかってきますので、努力すればするほど給与はアップすることになります。そして、そのお金で自動車やテレビも買うことができたのです。

余談ですが、私がアメリカに留学した１９６３年には、すでに裕福な家庭の台所には電子レンジがありました。香川綾が電子レンジを輸入しようと試みたところ、当時のジャーナリストは「電気もガスも自由に使えるので十分だ。高価な器具を買わせるな」といった論調で大反対でした。しかし、今やまな板がない家庭はあっても、電子レンジがない家庭はあまりないはずです。

アメリカの大学で得たお金で自宅を新築

話を戻しましょう。その後、アメリカの永住権を取得しようとした矢先の1972年に創立された自治医科大学の設立趣旨に共鳴して帰国。当然、給料は下がりましたが、アメリカのお金をもとに栃木県に自宅を建てました。

自治医科大学の設立趣旨は次のとおりです。

「自治医科大学は、医療に恵まれないへき地等における医療の確保向上及び地域住民の福祉の増進を図るため、昭和47年に設立されました。医の倫理に徹し、かつ、高度な臨床的実力を有する医師を養成することを目的とし、併せて医学の進歩と、地域住民の福祉の向上を図ることを使命としています。（中略）学生は、在学６年間を通じ寮で起居を共にし、自律協調の精神と責任感を涵養します。（中略）卒業後は、その修得した医学知識と医療技術と使命感を持って出身都道府県に戻り、地域医療に従事します」（自治医科大学サイトより）

お陰様で、自治医科大学は毎年多くの医師国家試験合格者を輩出しており、第１１８回「医師国家試験」においても、合格率１００％、全国1位となっています。

アメリカで得たお金よりも大切なもの

アメリカ生活は1回目と2回目を合わせておよそ5年。その間、多くの知己を得ることができました。

とくに2回目の渡米で過ごしたコーネルは森と湖があって、本当にすばらしい場所で、たくさんの友人ができました。コーネルとの関係は今も続いていて、私の研究室の大学院生だったロス先生が今では栄養学の大家になって、7年ほど前に半年間、女子栄養大学で講義をしてくれました。その様子は大学のホームページでも視聴することができますからぜひご覧になってください（https://course-video.eiyo.ac.jp/）。

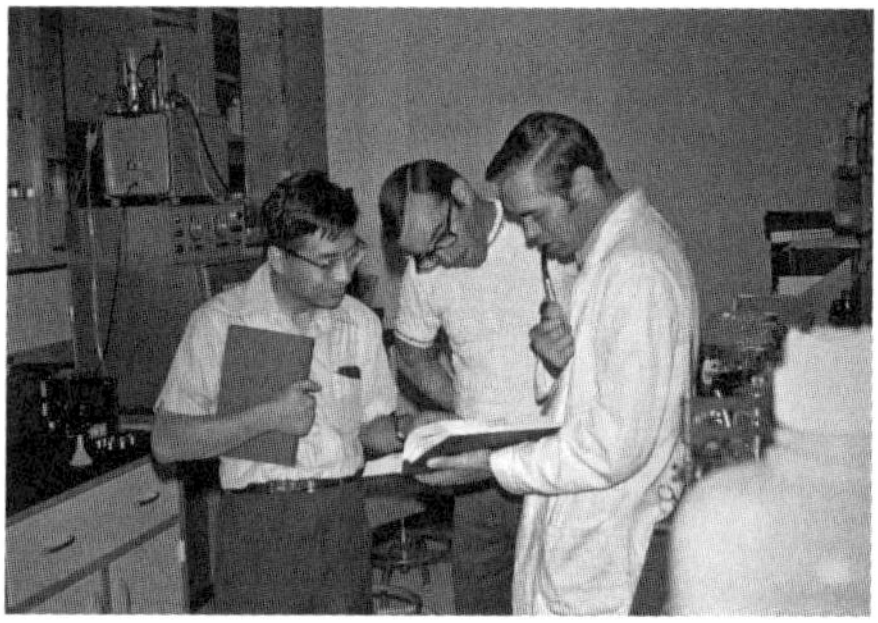

ラッカー先生の跡を継いだP.ヒンクル教授は自治医大にも来て共同研究しましたが、亡くなりました。写真の右は私の共著者のD.シュナイダー。雪の日はスキーで通勤しました。

友人、恩師たちとの交流もまた「幸せ」の源泉

この年になると、長く生きている分、若い人に比べて圧倒的に多くの出会いと別れを経験することになります。

本書に登場する恩師・日野原先生。音楽家で幼稚園以来の友人の岩城宏之。アメリカの恩師・ラッカー先生。昨年は、畏友・鵜川四郎先生

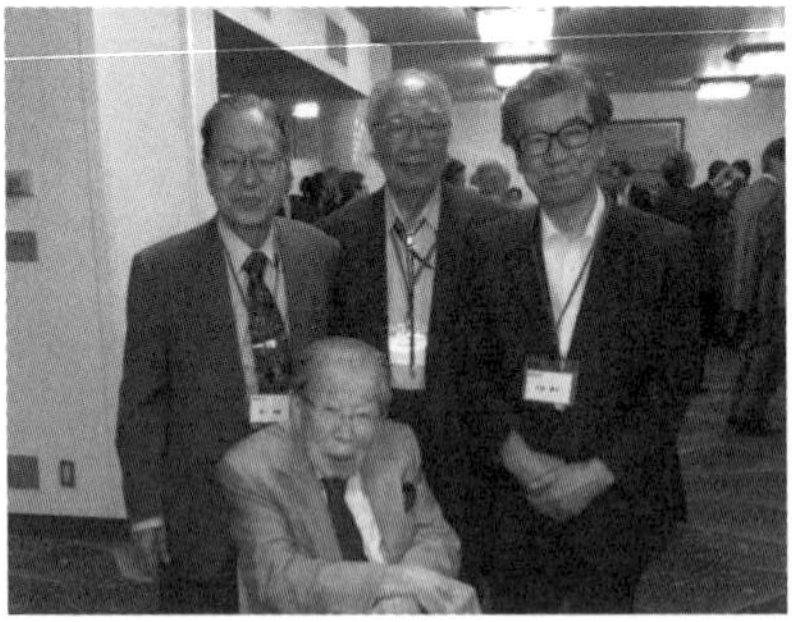

日野原先生（前列）に直接教えていただいた同期の３人です。後列中央は安孫子保元旭川医大教授、右は大道重夫元ヴォーリズ記念病院長。

を見送りました。先生は私より2つ年上で、医学部時代の実習でご一緒する機会も多く、明るい常識人だった先生からはたくさんのことを教えていただきました。卒業前には鵜川先生のヨットに乗せてもらったり、山岳部の奥秩父全山縦走に加わった際は、予想外の雪で遭難しかけたこともありました。

昨年は、アメリカ時代の親友・コバッチ博士から手紙をもらいました。今から約50年前、共産圏だったチェコでは、「プラハの春」がソ連の戦車によって鎮圧され、彼は一家で渡米し、コーネル大学にきました。祖国愛の強い彼は3年後にチェコに戻るのですが、それからは音信不通。しかし、なんと半世紀ぶりに連絡がきました。帰国後、勤め先の大学からは追放され、精神科病院勤務となり、大変苦労されたそうです。幸い、チェコは１９８９年にビロード革命が起こり、共産主義体制が崩壊。彼も復職がかなったそうです。その後は文部大臣やユネスコのチェコ代表を務めるなど、精力的に活動したとのこと。同じ歳の友が遠い空の下で元気に暮らしている知らせは本当にうれしいものでした。

92歳の幸福論

70歳を超えたときも、80歳を超えたときも、そして90歳を超えたときも、「なぜ、引退せずに働き続けているのですか」と質問されました。私は9歳から13歳まで、過酷な戦争を経験し、「軍人となって祖国に命を捧げる」という思いを持って以来、その人生観が変わることはありませんでした。自治医科大学では地域医療、そして現在は栄養学に貢献すべく身を捧げているのはそのためです。

自治医科大学と女子栄養大学の建学の精神は私の人生観とも合致します。世のために人のために働くことは、私の幸せなのです。幸福の基本は人々への献身だと私は思います。

「人々への献身」と言うと仰々しく聞こえるかもしれませんが、身近な人を楽しませるだけでいいのです。本書でも述べたように、私は学生たちを笑顔に、幸せにしたいと思いながら講義をしていますし、研究の仲間、友人たち、そして家族と楽しく過ごすのが何よりもの喜びです。

幸福の基本は「人々への献身」――。当たり前の結論ではありますが、これは92年間生きてきた私の経験から導き出された結論ですから、日々の生活で実践していただければ、世界も、あなた自身も、今よりもさらによい方向に向かっていくのではないでしょうか。

師弟対談

尾身茂×香川靖雄

75歳と92歳の幸福論

——心の健康、仕事観、社会貢献

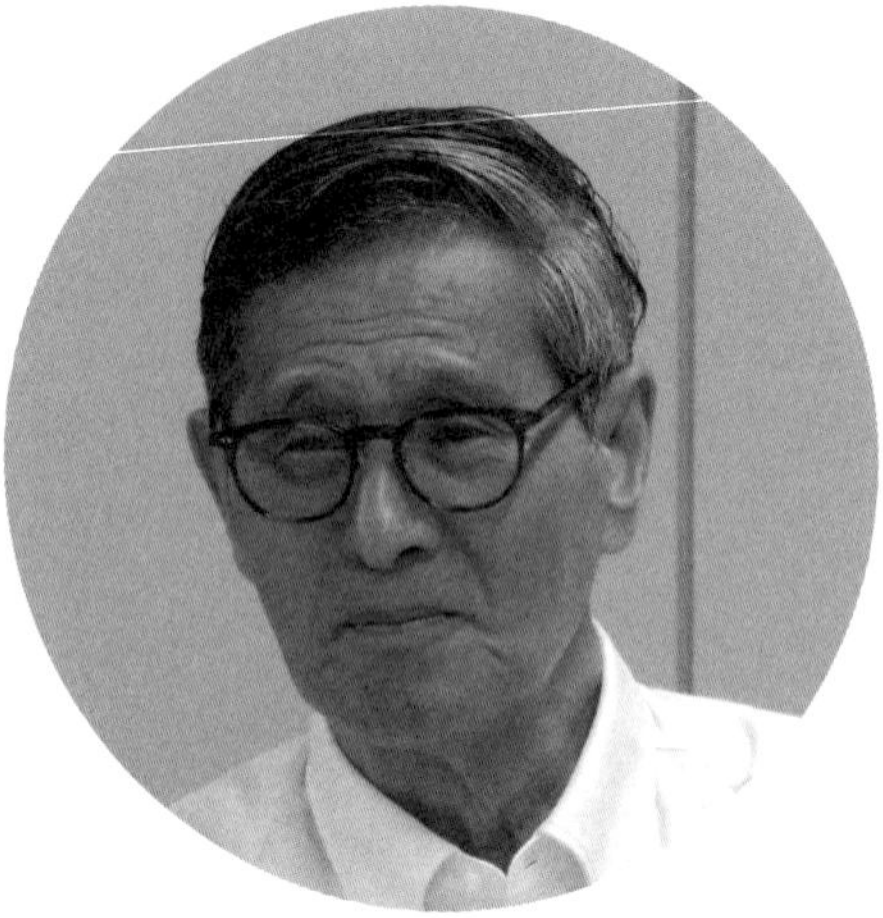

尾身茂（おみ・しげる）

1949年、東京都生まれ。自治医科大学卒業（第1期生）。医師、医学博士。

伊豆諸島や都内での地域医療などを経て、1990年から世界保健機関（WHO）に勤務。1999年、WHO西太平洋地域事務局長。2009年、帰国後、独立行政法人地域医療機能推進機構（JCHO）理事長などを経て、2022年に公益財団法人結核予防会理事長に就任。2009年、政府の新型インフルエンザ対策本部専門家諮問委員会委員長。2020年2月、厚生労働省新型コロナウイルス感染症対策アドバイザリーボード構成員、新型コロナウイルス感染症対策専門家会議副座長。同年3月、基本的対処方針等諮問委員会（のちに基本的対処方針分科会）会長（2023年8月31日まで）。2020年7月～2023年8月、新型コロナウイルス感染症対策分科会会長を歴任。

日本の新型コロナウイルス感染症対策を振り返る

香川：本日はお忙しい中、ありがとうございます。

尾身：こちらこそお声がけいただきありがとうございます。香川先生にお会いするということで、今日の予定はこれだけにしていますので、よろしくお願いします。

香川：まずは新型コロナウイルス感染症対策分科会会長の任を全うされたこと、本当にお疲れ様でした。コロナ当初は、ＰＣＲ検査キットも論文数も何もかも足りない、ワクチンの開発も進まないということで日本の予防体制、感染症対策はダメだという論調が大半でした。
しかし、最終的には、韓国や台湾は日本よりも人口100万人あたりの死者数は多く、イスラエルは日本の3倍、香港は4倍という結果になりました。

尾身：先生がおっしゃるように、準備不足だったことは否めません。優れた臨床家はたくさんいらっしゃいますが、疫学者、公衆衛生のプロフェッショナルの数が圧倒的に足りていませんでした。にもかかわらず、人口あたりの死亡者数が少なかった理由はいくつかありますが、ここでは3つ挙げたいと思います。
1つ目は、国民のみなさんの自主的な協力、行動変容です。具体的には、罰則がないなか、多くの方々が率先してマスクをしたり、外出を控えてくださいました。

2つ目は、言わずもがなですが、病院や保健所等、現場のみなさんの懸命な努力です。本当にみなさん、いつご自身が感染するかもわからないような状態で、昼夜を問わず、クラスターの発生を阻止すべく、細心の注意を払いながら現場で奮闘してくださいました。

そして3つ目が、「ハンマー&ダンス」という戦略をとったことです。私たちの当初からの目的は、感染のレベルを医療の逼迫が起きない程度に抑えると同時に、社会、経済へのネガティブなインパクトをできるだけ最小限にすることでした。ですから、医療の逼迫が起きそうになるとハンマー、すなわち緊急事態宣言に代表される強い対策を打つけれど、逼迫の度合いが緩和したらその対策を解除する。これを繰り返したわけです。

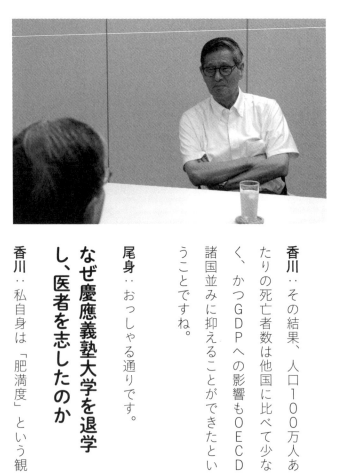

香川：その結果、人口100万人あたりの死亡者数は他国に比べて少なく、かつGDPへの影響もOECD諸国並みに抑えることができたということですね。

尾身：おっしゃる通りです。

なぜ慶應義塾大学を退学し、医者を志したのか

香川：私自身は「肥満度」という観

点から「ファクターX」を考えました。たとえば、アメリカのコロナによる死亡者数（100万人あたり）は日本の17倍、感染者は12倍でした。実際、高肥満度の人は日本は4％しかいない一方、アメリカは40％と高く、日本人に比べ免疫力が圧倒的に低いことがわかっていますが、コロナの話はこのあたりにして、次は尾身先生が医者を志すきっかけとなった自治医科大学の話をしましょう。最初に私の話をすると、自治医科大学設立当初、私はコーネル大学と兼任でした。あの頃は、病院もまだ建っていないような状態でしたね。

尾身：あったのは寮と体育館くらいでしたが、一期生ということで、香川先生をはじめとして、先生方には本当によくしていただきました。

実は私は当時、外交官になることを志して、慶應義塾大学の法学部に在籍していました。ただ、学生運動真っ只中で、外交官は「人民の敵」と言われていたこともあり、自分の進路を考えあぐねているような状態でした。

そんなとき、今でも忘れませんが、朝日新聞の一面の記事で、自治医科大学の設立と一期生を募集していることを知ったのです。中尾喜久初代学長の「地域医療に貢献する」というメッセージも素晴らしく、さらに授業料は無料で、お小遣いまでもらえるということでしたから「これだ！」と思ったわけです。

香川：読者のみなさんはびっくりするかもしれませんが、自治医科大学はお小遣いどころか、学生寮に麻雀セットを買って与えていたくらいで、当時から自由な雰囲気がありましたね。

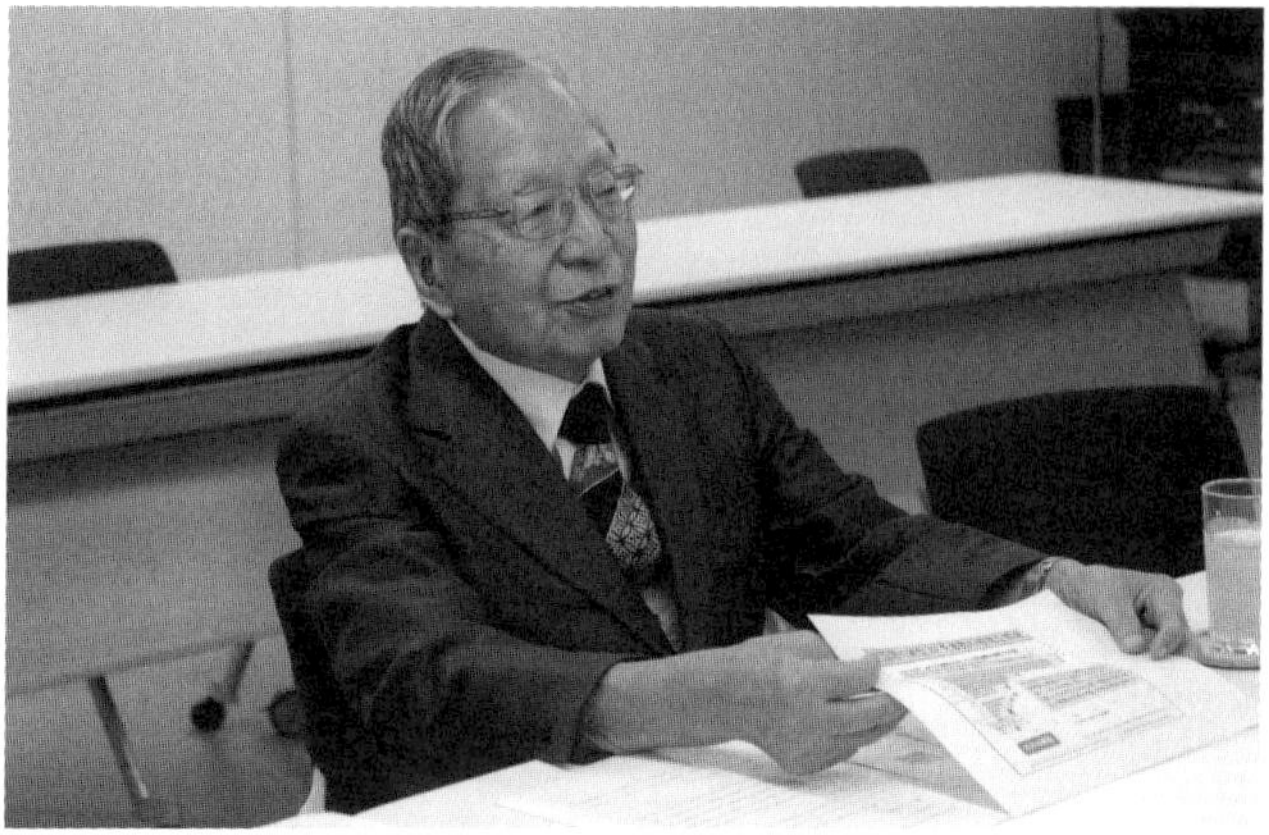

尾身：ここだけの話、一期生でなければ私は自治医科大学に行かなかったかもしれません。二期生には怒られるかもしれないけれど、何もないところに大学をつくる、先生方、事務方と学生も一緒になって伝統、道をつくっていく、そんなところに惹かれたのも事実です。

香川先生は覚えていらっしゃるでしょうか。先生は私たちがあまり勉強しないのを心配されたのか、アメリカで実施されている試験を出題してくださいました。その出来があまりよくないのを見て、「君たち、このままだと国家試験で大変なことになるよ」と言われたのを鮮明に記憶しています。

香川：覚えています。あれには裏があって、私がアメリカで国際学会の医学教育の委員（副編集長）をしていたことに目をつけた大学側に、「君、学生には憎まれるかもしれないけれど、試験を実施してみてほしい」と頼まれたのです。

でも、その試験の結果は芳しくはありませんでしたが、蓋を開けてみると、一期生の国家試験の合格率は99%。一人を除いてみな合格しました。みなさんが結果を出したことで、マスコミの批判もぱったり止みました。それまでは、本当にへき地の医療に貢献できるのか、税金の無駄遣いではないかといった論調が多くありましたから。

さらに二期生は100%。2024年までの47年間、合格率で全国平均を下回ったことは一度もなく、合格率トップは22回を数えています。それでも、みなさんは卒業されたあと、苦労されたでしょう？

尾身：今ではそのような風潮はまったくないと思いますが、当時の自治医科大学卒業生への風当たりは地域によっては厳しいものがありました。たとえば、手術用のガウンをなかなか着させてもらえないとか、そんなこともあったようです。

それでも、約50年経った今、卒業生が延々としっかりとやり続けた結果、地域医療に不可欠な存在になることができたと感じています。

香川：私が自治医科大学の求めに応じてアメリカから帰国したのも、「医療に恵まれないへき地等における医療の確保向上及び地域住民の福祉の増進を図る」という設立趣旨、建学の精神、理想が好きだったからです。

卒業生の数がまだ少ない頃であっても、各地から要請はたくさんありました。ですから「このままでは離島の集団検診ができない」といった求めにはできるだけ私も応じたいと考え、沖縄をはじめ、さまざまな離島に出かけたものです。研究なんて1週間くらい止めてもなんとかなりましたから。

尾身：私たちも若かったけれど、先生方も若かったですよね。50歳を超えている先生は少なかったのではないでしょうか。先生方は優秀なだけでなく、若くてやる気に満ちていらっしゃいました。そんな先生方に、信頼していただき、ある程度自由にやらせてもらって、「医者として、人間として、ここだけは外してはいけない」という生き方を背中を見て学んだように思います。香川先生に心配された勉強も後半はがんばりましたが、勉強よりももっと多くのことを教えていただきました。

アメリカで受けたカルチャーショック

香川：編集部からお題をもらっていますので、次のテーマに移りましょう。尾身先生も私も、高齢になった今も世の中に貢献しようと働いているのはなぜかという質問についてはいかがでしょうか。

尾身：92歳になられても、論文を書いたり、若い学生に教えていらっしゃる香川先生に比べれば、私はまだ75歳ですが、仕事観、人生観という点ではやはり自治医科大学の影響はあったと思います。道徳的なこと、倫理的なことを、上から「こうしろ」「ああしろ」というのではなく、先生方は冗談を交えながら行動や雰囲気、態度で教えてくださいました。

あと、私の場合は、1967年から1968年にかけてアメリカに留学した経験も大きかったですね。先生がアメリカにいらっしゃったのは、ジョン・F・ケネディが大統領の時代でしょうか？

香川：そうですね。まさに暗殺された1963年、アメリカにいました。

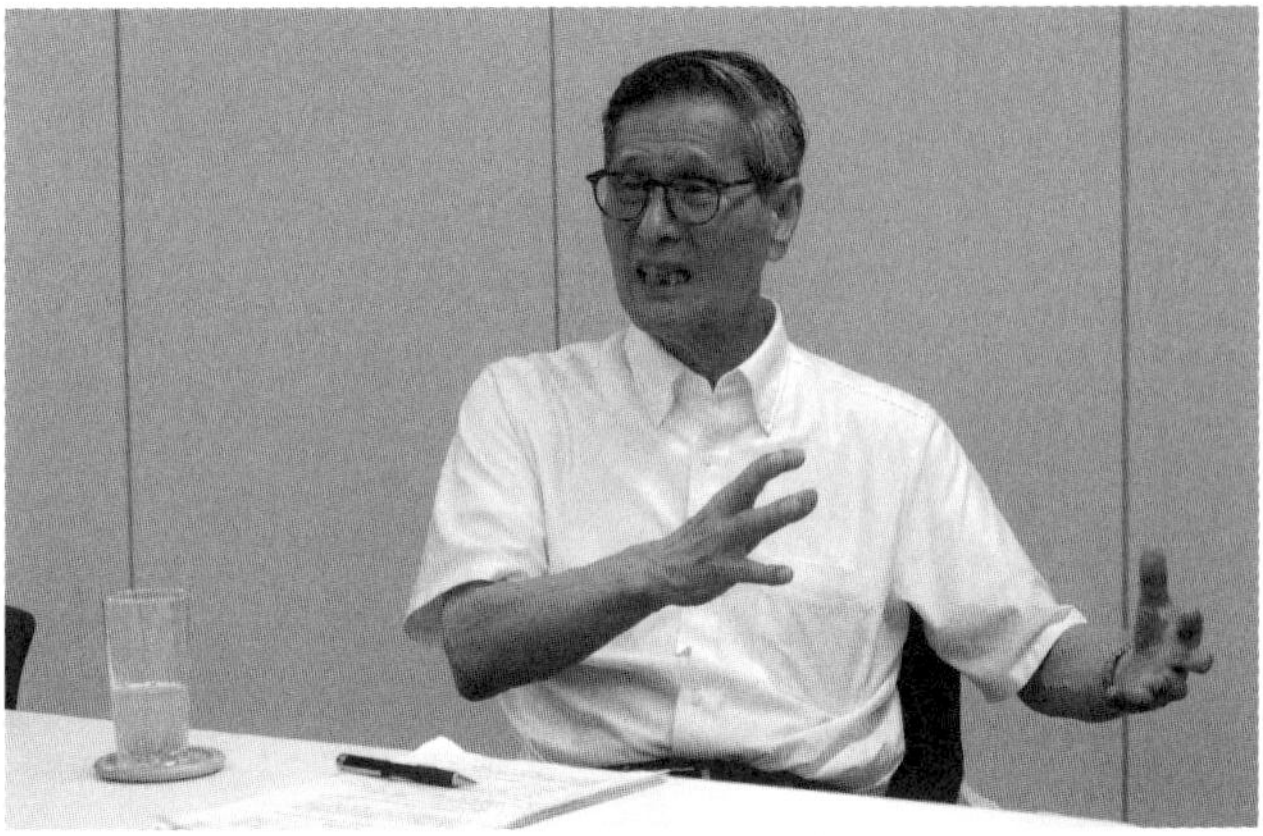

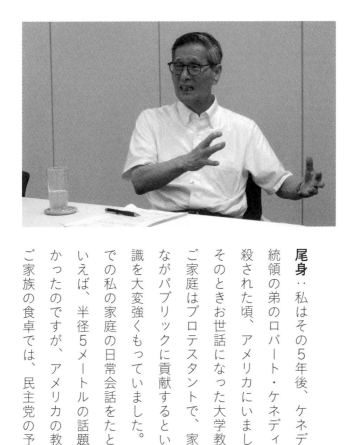

尾身：私はその5年後、ケネディ大統領の弟のロバート・ケネディが暗殺された頃、アメリカにいました。そのときお世話になった大学教授のご家庭はプロテスタントで、家族みながパブリックに貢献するという意識を大変強くもっていました。日本での私の家庭の日常会話をたとえていえば、半径5メートルの話題が多かったのですが、アメリカの教授のご家族の食卓では、民主党の予備選

挙やベトナム戦争に関しての話題が毎日飛び交っていたのです。そのご家庭が比較的裕福だったことも影響していたのかもしれませんが、コミュニティに対して金銭的にも貢献しているのを見て、「こういう世界があるのか」と相当な衝撃を受けました。

戦争と社会貢献

香川：内村鑑三さんのご長男の内村祐之先生のご著書にも影響を受けたとお聞きしたことがありますが、お読みになったのは大学時代でしょうか。

尾身：慶應義塾大学にいた頃です。私が読んだのは『わが歩みし精神医学の道』という本で、それまで一度も医者になろうと思ったことはなかったにもかかわらず、悩める心には救世主のように感じられたのか、今から勉強すれば、自治医科大学に合格できるのではないかと奮起したのです。今考えれば、無鉄砲ですよね。若くて、エネルギーがあったのだと思います。

香川：内村先生はたまたま私の父と同じくらいの年齢で東京大学でも一緒でした。学生時代はピッチャーとして有名な選手だったそうです。私も大学生のときに内村先生の講義に出ましたし、卒業のときもお話を伺いました。

尾身：そうでしたか。香川先生の仕事観、人生観はいかがでしょうか。

香川：私の世代は、みなさんと違って、戦争の真っ只中で育ちました。終戦を迎えるまで、天皇陛下の赤子ということで、祖国を守るために、国のために死ぬのが当たり前でした。社会に貢献するのが当たり前、それこそが本来の人間の役目だと刷り込まれていますから、高齢になって働くことはちっとも苦痛ではないのです。

あとは、恩師の日野原重明先生がお亡くなりになる直前まで働いていらっしゃるのを見ていましたし、私自身も意欲、活力のあるうちは世の中の役に立ちたいという気持ちが大きいのです。

本書の冒頭では、宗教家、とくに禅宗三派の高僧が長生きであることを調べた研究を紹介しています。私は、活力、精神の働きというのは「健康」にとって欠かすことのできない要素だと思っています。

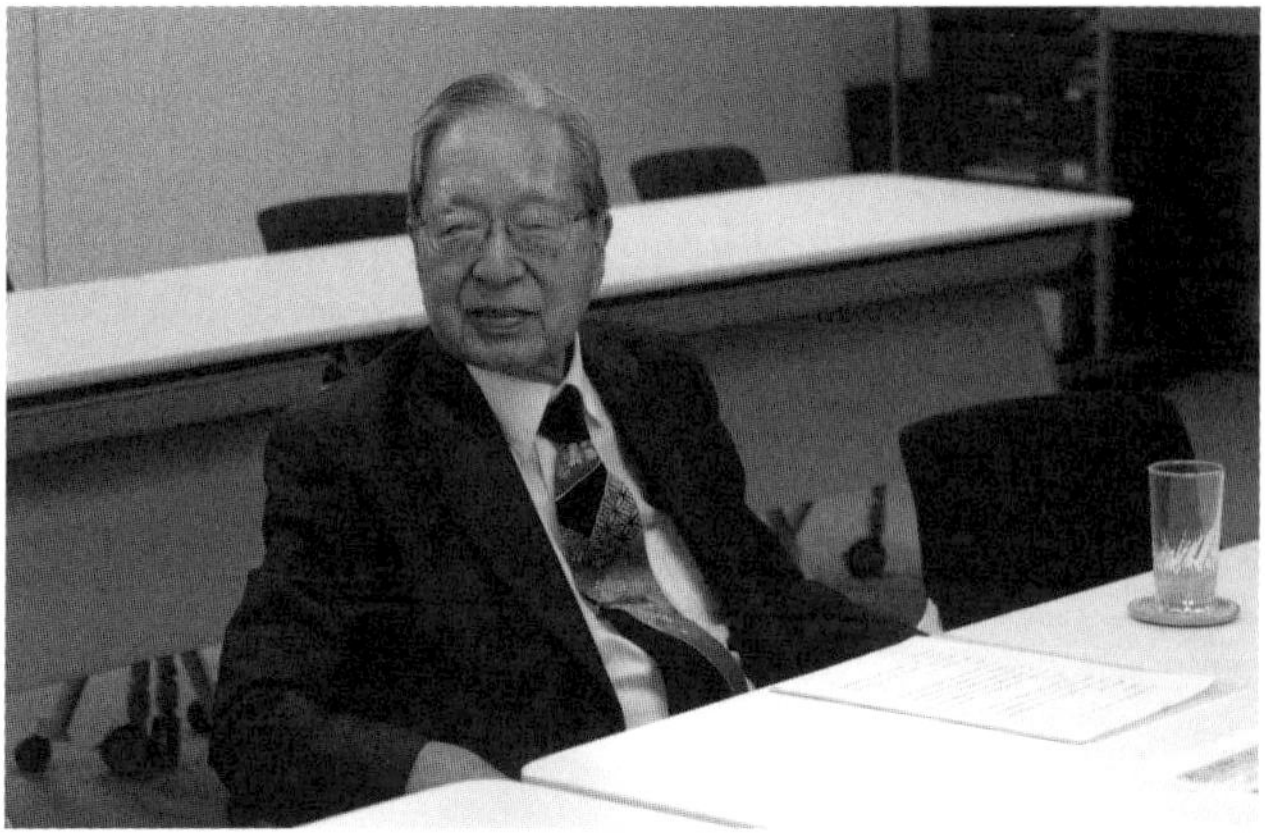

実際、死ぬ間際まで精力的に活動していたある先輩から前日お電話があって、「俺はそろそろ死ぬから、みんな集まってくれ」と言うので急いで向かうと、本当にその通りに大往生を遂げられたのを目の当たりにした経験もあります。

では、この活力をいかに養うか、精神の働きをいかに活発にするかが問題になりますが、今の時代、私たちのように、寒稽古をするわけにもいきませんし、子どもが1日に歩く歩数も現在は1万歩程度と、かつての半分以下になっていることを考えると、簡単ではありませんね。

与えられた役割を全うすることの重要性

尾身：先生のように戦争で苦労されたり、ご友人を亡くされたりといった経験はしておりませんが、私も、世の中に貢献するという思い、そして、気力、意欲、精神の働きは重要だと思っています。

他の仕事と同様に、医者は一生懸命やれば、研究者だろうが、臨床家だろうが、公衆衛生だろうが、世の中に多少は役に立つ職業であり、私は若い頃やんちゃでしたから、医療という分野でいろいろなことをやってきました。慶應を退学して自治医科大学に入学して、医者になって伊豆諸島で臨床をしたかと思えば、ＷＨＯ（世界保健機関）にも入りました。他にも、自治医科大学で研究に従事したこともあります。そして、新型コロナウイルス感染症対策専門家会議の副座長や新型コロナウイルス感染症対策分科会会長を務めました。

たまたまというと語弊がありますが、いろいろなことを一生懸命やっていくうちに、役割のようなものが勝手に与えられたというのが、75年生きてきて感じていることです。

香川先生には香川先生の個性、役割があって、私には私の個性、役割があって、いいとか悪いとかではなく、与えられたものを一生懸命全うして大事にする。そうすることが、気力や意欲、力強い精神の働きにつながっていくのではないでしょうか。

夢をもって取り組むプロセスこそが「幸せ」

香川：次のお題は「幸福論」です。尾身先生、いかがでしょうか。

尾身：これからお話しするのは、本を読んで学んだことでも、誰かから教わったことでもなく、あくまで私の感覚の話になります。私は、幸福というのは、事故に遭遇しないとか、問題が発生しないとか、嫌なことがない状態を指しているとは思いません。うまくいくこともあれば、うまくいかないこともあるのが人生ですし、そもそも苦しみのない人生は存在しません。

先ほど述べたように、人にはそれぞれ個性、役割、あるいは才能があります。得手、不得手があります。人からどう思われるとかではなく、自分が心から興味を感じることに、大変ではあるけれど、没頭する。夢をもって取り組む。そのプロセスこそが幸せだと、この歳になって感じるようになりました。結果云々ではないのです。たとえば、研究一つとっても、うまくいくことはあまりありません。それでも一生懸命やっていくうちに、少しだけ先が見えると、本当にうれしいと思うのではないでしょうか。

香川：そういえば、先生が所属されていた真弓忠先生の研究室と私の研究室は、真夜中でも電灯が消えないとよく言われました。尾身先生も遅くまで実験をされていましたね。真弓先生は、気力、迫力があって、今もお元気ですね。

私の幸福論については本書に記したとおりです。自治医科大学、女子栄養大学の建学の精神は私の人生観、幸福感と同じで、世のため、人のために働くことが私の幸せなのです。

若い人たちへのエール

香川：本書のテーマは「健康」ですから、最後は「心の健康」についてお話しして終わりにしましょう。私の最近の興味関心は、もっぱら「精神栄養学」です。健康というと、「身体」に注目が集まりがちですが、心の健康のほうが優位なのではないかと私は思っています。自殺者が年間3万人を超えていた時期と比べれば減ってはいますが、令和になってからも2万人以上の人が毎年自ら命を絶っています。中高年、高齢者の

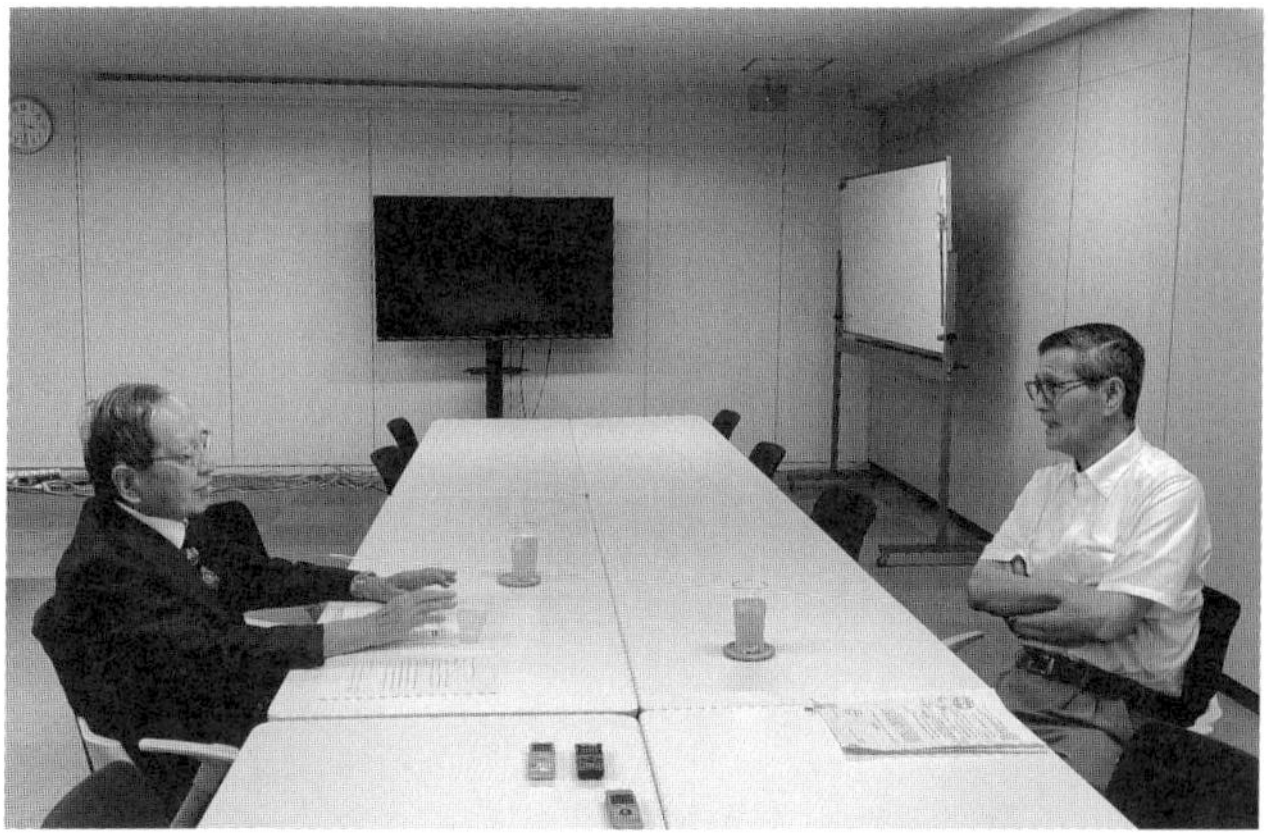

自殺者数も見過ごせませんが、小中高生の自殺者は2022年、2023年ともに500人を超え、過去最高の水準となっています。若い人の心の健康について、尾身先生はどのようにお考えでしょうか。

尾身：直接的な解決策ではありませんが、私が若い人に申し上げたいのは、得手に帆をあげろということです。好きなことであれば困難にも耐えられるし、喜びがあります。

先生がおっしゃられる気力や精神の働きは、遺伝も影響しているとはいえ、ある程度、後天的に養うことができるのではないかと考えています。これを言うとみんなに嫌われるかもしれないとか、SNSで批判されるのではないかと先回りして考えるのはもったいない。そう思っているのはあなただけかもしれないのに。

もちろん、やってみて失敗するかもしれません。でも、やってみないと、本当の自分には会えないのです。自分で自分にブレーキをかけてしまっては、本当の役割に気づくことができないまま人生を過ごすことになります。

若い人は、多少人に嫌われようが、喧嘩をしようが構わないと私は思います。それは若い人の特権と言ってもよいのではないでしょうか。人とうまくやることだけを人生の目的にしてしまうと、「充実した人生」

からは遠ざかってしまうように思えてなりません。充実した人生というのは、「苦しみのない人生」という意味ではなく、死ぬときに「やってよかった」と思えるような人生のことです。

考えるだけではダメですが、実行するだけでもダメです。思考と実行を行ったり来たりして試行錯誤していると、やがては少しだけ「成功」を掴むことができるようになります。成功体験が増えると、困難なことにも立ち向かえるようになるのです。

香川：本書でもご紹介していますが、作家の佐藤愛子さんは著書の中で、強く生きるコツについて「暴れ猪になって突進する」という表現をされていました。やはり、精神の強さというのは大切だということですね。

尾身：そのお話をお聞きして、1つ思い出しました。健康に一番影響を与える要素について、多変量解析によって導き出した研究があるのですが、「健康でいたいという強い気持ち」が最も大切だという結論だったと記憶しています。歯を磨くとか、ランニングをするとか、タバコを吸わない、お酒を飲まない、いい人間関係を築くなど、健康に影響を与える要素はさまざまあります。でも、「健康でいたい」と強く思うなら、歯も磨くし、ランニングもするし、タバコやお酒も控えるし、いい人間関係を築こうとするということなのでしょう。先生がおっしゃっている「社会に貢献する」という強い気持ちも、これと同じことなのかもしれません。強い気持ちをもつことができれば、元気に暮らせる可能性が上がるのではないでしょうか。

長々とお話ししてしまいましたが、香川先生、100歳になられたときにまた対談をお願いいたします。今日はありがとうございました。

香川：こちらこそありがとうございました。次は一期生の同窓会でお会いしましょう。

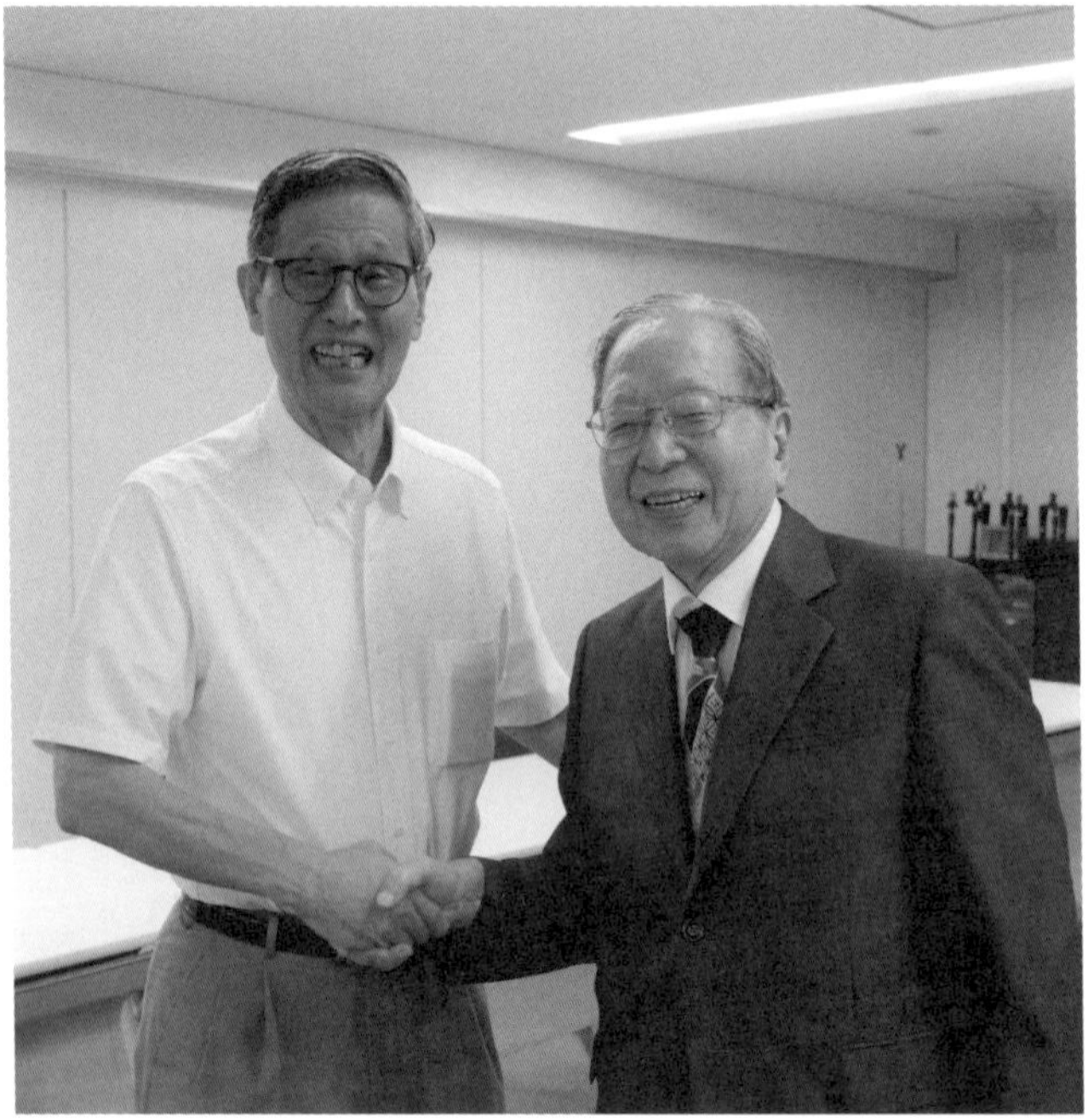

おわりに

「ただの長生きではありません」というタイトルの本を出版したからには、私もタイトルに恥じないように、これからも先人のみなさんに追いつけるよう、さまざまなことにチャレンジしていきたいと思っています。

その1つが、「精神栄養学」の確立です。2009年に出版した『時間栄養学』はお陰様で多くの方に読んでいただくことができましたが、その間、時代はどんどん変化し、人々の働き方、生き方も変わってきています。

しかし、今の栄養学はその変化に対応できていない部分が存在すると私は思います。たとえば、戦前、あるいは戦後復興期の日本では、身体を動かす労働がメインでしたが、今は働き方も多様化し、誤解を恐れずに言えば「精神労働」の時代に移っていると私は考えています。

時代が変化すれば、課題も変化して当然です。実際、現在の日本はといえば、認知症の増加、うつ病の爆発的な増加といった社会課題が横たわっています。

一言でいえば、「栄養と心の動きには関係があり、バランスのよい食事をすれば、精神活動が盛んになる」ということになります。このことを学問として引き続き追究するとともに、物事は実績が大切ですから、私が元気に研究を続けていることが何よりもの証拠となるように、活動を続けていきたいと思います。

香川靖雄

■私が生きてきた時代を振り返る■

1932年(0歳)誕生
1933年(1歳)【家庭食養研究会創設】(女子栄養大学の前身)
1935年(3歳)【月刊誌『栄養と料理』創刊】
1937年(5歳)大和郷幼稚園入園
1939年(7歳)学芸大学附属竹早小学校入学
1941年(9歳)【太平洋戦争開戦】
1944年(12歳)唯1回の皆勤賞(竹早小学校)
1945年(13歳)城北大空襲で自宅、学園焼失、前橋中学入学(現前橋高校)、父・香川昇三死去、群馬県大胡町で終戦を迎える
1946年(14歳)浦和市立中学に転校
1950年(18歳)【女子栄養短期大学創立】【朝鮮戦争勃発】
1951年(19歳)【サンフランシスコ平和条約調印】【日米安全保障条約締結】都立小石川高校卒業、東京大学教養学部理科2類入学
1952年(20歳)各地の炭鉱、銅山の実習(地学)

1953年(21歳)東京大学医学部医学科入学
1957年(25歳)東京大学医学部医学科卒業
1958年(26歳)聖路加国際病院医師実地修練修了、日野原重明内科医長に師事、東京大学
大学院入学
1959年(27歳)東京大学医学部生化学教室の院生
1960年(28歳)最初の論文発表
1961年(29歳)【女子栄養大学設立】飯嶋あきと結婚
1962年(30歳)日本学術振興会奨励研究員、日本ビタミン学会賞受賞
1963年(31歳)【ケネディ大統領暗殺】米国ニューヨーク市公衆衛生研究所生化学部フル
ブライト研究員
1964年(32歳)【東京オリンピック】米国フェデレーション大会講演
1965年(33歳)【ベトナム戦争拡大】東京大学医学部生化学助手
1968年(36歳)【東大紛争開始】信州大学医学部生化学教授
1969年(37歳)【アポロ11号、月面着陸】大学紛争で信州大学辞任
1970年(38歳)【日本万国博覧会(大阪万博)】米国コーネル大学生化学分子生物学客員教授
1971年(39歳)化学浸透圧説を実証

1972年（40歳）【自治医科大学設立】コーネル大学と自治医科大学生化学教授併任
1973年（41歳）【第1次オイルショック】自治医科大学生化学教授、長男裕誕生
1974年（42歳）ATP合成酵素の研究体制整う
1975年（43歳）ATP合成酵素再構成に成功
1976年（44歳）ハーバード大学リーフ医学部長と共同で『世界の長寿村　百歳の医学』（女子栄養大学出版部）発刊
1978年（46歳）【第2次オイルショック】岩波全書『生体膜』発刊、国際生化学会（カナダ）で特別講演
1981年（49歳）武田医学賞受賞
1982年（50歳）国際生化学会（オーストラリア）で特別講演
1983年（51歳）ケンブリッジ大学と共同研究
1984年（52歳）欧州生化学会（モスクワ）で特別講演、中央アジアカザフスタン調査
1985年（53歳）日本医師会医学賞受賞、中国語『生体膜与疾患』、ロシア語『生体膜』発刊
1987年（55歳）『図説医化学』（南山堂）発刊
1988年（56歳）脚気の原因酵素ピルビン酸脱水素酵素構造決定
1989年（57歳）【冷戦終結】ドイツで学会講演中にベルリンの壁崩壊

1990年(58歳)【栄養科学研究所開設】脳筋症の病因発見、ヒトATP合成酵素の構造決定
1993年(61歳)国際生化学分子生物学会(イタリア)特別講演
1995年(63歳)【阪神・淡路大震災】
1996年(64歳)紫綬褒章受章、『老化のバイオサイエンス』(羊土社)発刊
1997年(65歳)母・香川綾死去(98歳)、ノーベル賞受賞者J・ウォーカーとATP合成酵素の共著論文
1998年(66歳)ノーベル賞受賞者P・ボイヤー博士招聘、自治医科大学最終講義
2000年(68歳)『生活習慣病を防ぐ』(岩波書店)、『科学が証明する　朝食のすすめ』(女子栄養大学出版部)発刊、日本遺伝子治療学会会長に就任
2001年(69歳)【アメリカ同時多発テロ事件】内閣府高齢社会対策有識者会議委員、東京都老人総合研究所理事
2003年(71歳)【イラク戦争開始】『老化と生活習慣』(岩波書店)発刊
2006年(74歳)瑞宝中綬章受章、『香川靖雄教授のやさしい栄養学』(女子栄養大学出版部)発刊
2007年(75歳)『科学が証明する　新・朝食のすすめ』(女子栄養大学出版部)発刊
2009年(77歳)『時間栄養学　時計遺伝子と食事のリズム』(女子栄養大学出版部)発刊

２０１１年（79歳）【東日本大震災】
２０１５年（83歳）日本生化学会柿内三郎特別賞受賞
２０１６年（84歳）アジア太平洋公衆栄養学術連合の功労賞受賞
２０１７年（85歳）米国栄養学のC・ロス教授の女子栄養大学での講義を解説
２０１８年（86歳）坂戸のアパート解約、日本栄養・食糧学会名誉会員授与
２０１９年（87歳）【新型コロナウイルス感染症】中国栄養学会開会講演、楊月欣学会長と交流
２０２０年（88歳）新型コロナの伝染に際し、遺伝子自動分析器を推進、アジア太平洋臨床栄養学会賞受賞
２０２１年（89歳）【東京オリンピック、1年遅れで開催】
２０２２年（90歳）新型コロナの人口あたり死亡数の日米差の原因に栄養を立証
２０２３年（91歳）紺綬褒章受章
２０２４年（92歳）香川芳子学園長昇天と学園葬

※年齢は誕生日以後の満年齢です。

装丁・装画：齋藤稔（株式会社ジーラム）
本文デザイン・DTP：朝日メディアインターナショナル株式会社
校正：有限会社くすのき舎
写真：著者提供（p.6 下、本文）／池口祥司（帯、口絵、対談）
編集協力：池口祥司

香川靖雄（かがわ・やすお）
1932年、東京都生まれ。東京大学医学部医学科卒業、聖路加国際病院、東京大学医学部助手、信州大学医学部教授、米国コーネル大学客員教授、自治医科大学教授、女子栄養大学大学院教授を経て、現在、自治医科大学名誉教授、女子栄養大学副学長。専門は生化学・分子生物学・人体栄養学。
おもな著書に『老化と生活習慣』『生活習慣病を防ぐ』（以上、岩波書店）、『科学が証明する新・朝食のすすめ』『香川靖雄教授のやさしい栄養学』（以上、女子栄養大学出版部）、編著書に『時間栄養学』（女子栄養大学出版部）、共編著書に『人体の構造と機能及び疾病の成り立ち』（南江堂）、共著書に『図説医化学　改訂4版』（南山堂）などがある。

92歳、栄養学者。
ただの長生きではありません！
生涯現役のための健康長寿生活

2024年11月15日　初版第1刷発行
2025年 3 月15日　初版第3刷発行

著　者　香川靖雄
発行者　香川明夫
発行所　女子栄養大学出版部
〒170-8481
東京都豊島区駒込3-24-3
電　話　03-3918-5411（販売）
03-3918-5301（編集）
URL　https://eiyo21.com
印刷・製本　中央精版印刷株式会社

ISBN 978-4-7895-5367-4